Warum manche Gerüche Heimweh verursachen und Kühlschränke nachts besonders verlockend sind

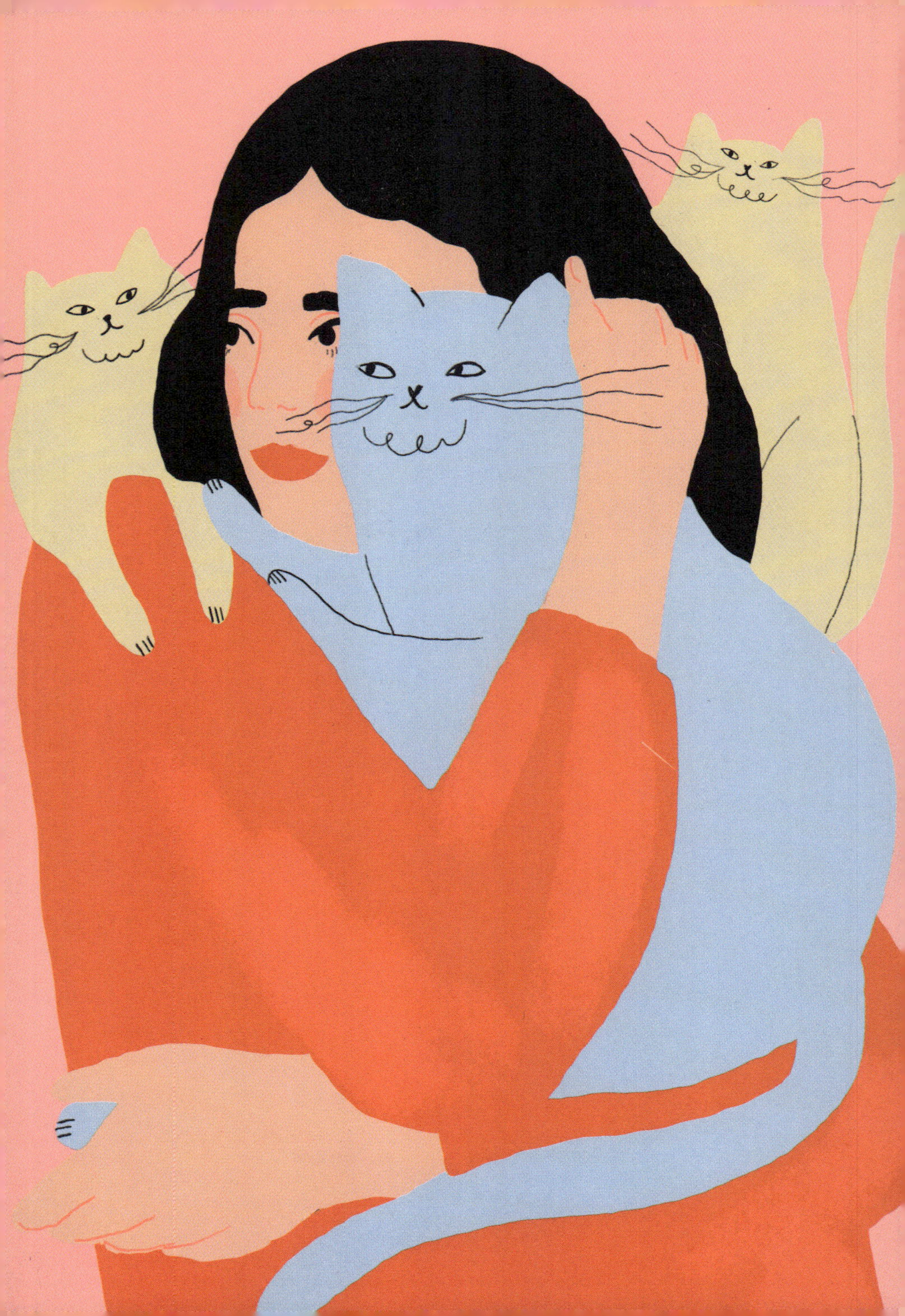

DR. JEN MARTIN

Warum manche Gerüche Heimweh verursachen und Kühlschränke nachts besonders verlockend sind

Die Wissenschaft hinter deinen seltsamsten Eigenarten

Illustriert von Holly Jolley

Aus dem Englischen
von Janika Krichtel

KNESEBECK

Inhalt

FRAGEN AN DEIN GEHIRN:
Eine Einleitung von Dr. Jen Martin 6

Wer bin ich?

Warum erinnere ich mich nicht an meine Kindheit? 10
Warum schäme ich mich für mein Teenager-Ich? 14
Warum vergeht die Zeit so schnell? 16
Warum habe ich an manchen Geburtstagen existenzielle Krisen? 20
Warum verursachen manche Gerüche Heimweh? 22
Warum beruhigt mich Stille? 26
Warum geben Horrorfilme mir einen Kick? 30
Warum beeinflussen Farben meine Stimmung? 32
Warum hasse ich es, absolut gar nichts zu tun? 36
Warum finde ich Tierbabys so niedlich? 38
Warum habe ich das Gefühl, etwas zu verpassen? 42
Warum fühle ich mich beobachtet? 44
Warum hat jeder, den ich kenne, mehr Freunde als ich? 48
Warum fühle ich mich, als würde ich bald auffliegen? 50
Warum bin ich in nichts perfekt? 54
Warum erinnere ich mich an Dinge, die nie passiert sind? 56

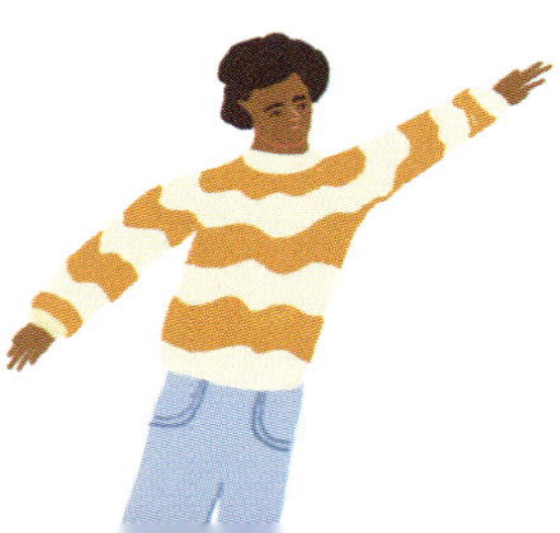

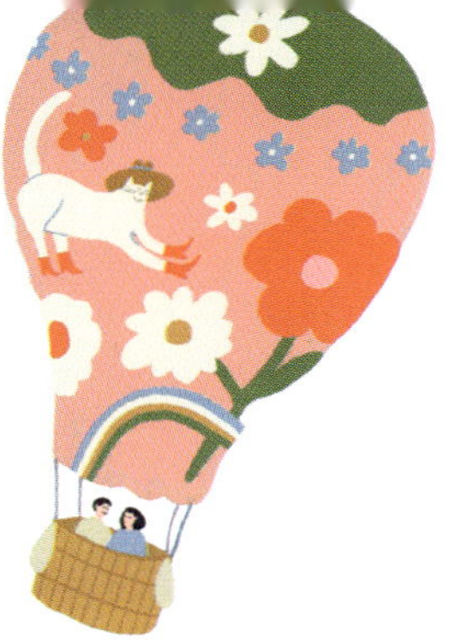

Warum bin ich so?

Warum drücke ich immer wieder auf Snooze?	62
Warum kann ich nicht aufhören, Kaffee zu trinken?	66
Warum arbeite ich besser, wenn ich »einen Lauf habe«?	70
Warum strecke ich meine Zunge heraus, wenn ich mich konzentriere?	72
Warum bekomme ich Panik in Aufzügen?	76
Warum schiebe ich immer alles auf?	78
Warum bin ich nicht multitaskingfähig?	82
Warum weiß ich nicht mehr, was ich in diesem Zimmer wollte?	86
Warum blinzle ich so viel?	88
Warum werde ich rot?	92
Warum ist es so anstrengend, Blickkontakt zu halten?	96
Warum kann ich nicht aufhören, dieses eine Lied zu summen?	98
Warum sehe ich Gesichter in Alltagsgegenständen?	102
Warum mache ich so viele Fotos?	104
Warum kritzle ich so gerne?	108
Warum erzähle ich so viele kleine Lügen?	110
Warum habe ich mitten in der Nacht solche Lust auf Junk Food?	114

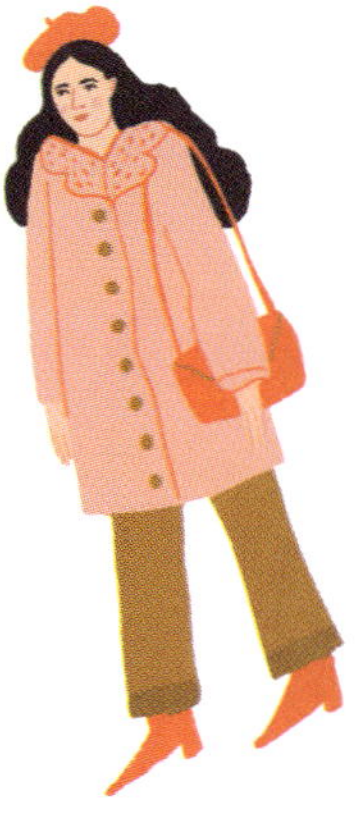

Über die Autorin	118
Über die Illustratorin	119
Quellen	120
Register	126

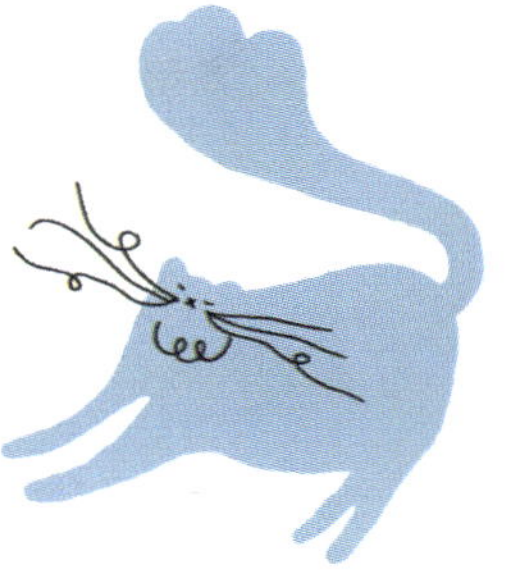

Fragen an dein Gehirn

Das menschliche Gehirn ist das »komplexeste Objekt im uns bekannten Universum«, glaubt der Professor für Neurowissenschaft Christof Koch. Das wirft eine Frage auf: Ist das menschliche Gehirn in der Lage, sich selbst zu verstehen? Was uns wirklich bewegt? Und werden wir jemals wirklich begreifen, was uns auf eine bestimmte Weise denken, fühlen und handeln lässt?

Seit den alten Griechen, seit über 2000 Jahren, untersuchen die Menschen, wie das menschliche Gehirn funktioniert. In ihrem Bemühen, den menschlichen Geist und seine Funktionen zu verstehen, haben sich Psycholog:innen tiefgründige Fragen gestellt wie: »Was ist Bewusstsein?«, »Was bestimmt die Persönlichkeit?«, »Haben wir einen freien Willen?«, »Warum träumen wir?« oder »Wie lernen wir?«. Das sind grundlegende Fragen für die Gesellschaft und die Zivilisation, und unsere Antworten darauf haben sich enorm verändert, seit Wilhelm Wundt 1879 sein Institut für experimentelle Psychologie gründete, das den Anfang der modernen Psychologie markiert. Doch neben diesen faszinierenden existenziellen Fragen gibt es weitere Dinge, die wir noch nicht verstehen: Fragen über die Entscheidungen, Angewohnheiten und Erfahrungen des alltäglichen Lebens, die oft nicht einfach zu erklären sind.

Fragen wie die, warum die meisten von uns immer wieder prokrastinieren, obwohl eine wichtige Deadline wartet. Ist es einfach eine schlechte Angewohnheit, oder kann uns das Wissen, was in unserem Gehirn vor sich geht, dabei helfen, damit aufzuhören? Warum merken wir nicht, dass wir etwa anderthalb Stunden am Tag die Augen geschlossen haben, obwohl wir wach sind? Warum bekommen wir manchmal ein Lied nicht aus unserem Kopf? Und: Wie werden wir das Lied wieder los?

Wir alle haben uns schon Fragen wie diese gestellt und die dazugehörigen modernen Mythen und Ammenmärchen gehört, die diese angeblich beantworten. Es ist leicht, sie zu glauben, doch Tatsache ist, viele dieser Antworten, von denen du gehört hast, spiegeln keine wissenschaftlichen Fakten wider.

Wenn ich über solche Fragen als Wissenschaftlerin nachdenke, frage ich mich oft: »Wurde das bereits erforscht?« Glücklicherweise ist die Antwort darauf oft Ja. Mit all den Neuentwicklungen und Technologien, die es heutzutage in der Forschung gibt, haben Forscher:innen bereits erstaunlich viele Fragen beantwortet.

In diesem Buch lasse ich euch an den neuesten wissenschaftlichen Untersuchungen auf den Gebieten Psychologie, Neurowissenschaft, Soziologie und aus anderen Bereichen teilhaben: an den Erklärungen, die Forscher:innen auf ihrem jeweiligen Gebiet gefunden haben, die dabei helfen, unser Gehirn und unser Verhalten besser zu verstehen.

Doch auch wenn wir in den letzten 150 Jahren solche Fortschritte darin gemacht haben, das menschliche Gehirn zu verstehen, begreifen wir noch immer vieles nicht. So ist es uns noch ein Rätsel, wie genau unser Gehirn Informationen verarbeitet. Und wir wissen auch nicht, wie die Bewegung elektrischer und chemischer Signale zwischen den Nervenzellen unseres Gehirns dafür sorgt, dass wir Schmerz spüren, Reue empfinden oder die Farbe Blau sehen.

Tatsächlich wissen wir in vielerlei Hinsicht mehr über die Erde und unseren Platz im Universum als über unser eigenes Gehirn: Wir haben eine ziemlich genaue Vorstellung davon, wie das Leben begann und wie der Mittelpunkt der Erde aussieht, auch wenn wir nicht dorthin reisen können. Wir haben neue Planeten entdeckt und erforschen sie seither, und wir haben es geschafft, Raumfahrzeuge über die Grenzen unseres Sonnensystems hinaus zu schicken.

Doch je mehr wir über unser Gehirn herausfinden, desto mehr Fragen haben wir, warum wir uns zu dem entwickelt haben, was wir heute sind. Wird das menschliche Gehirn je in der Lage sein, all seine Geheimnisse zu lüften? Vielleicht nicht, doch es wird es versuchen.

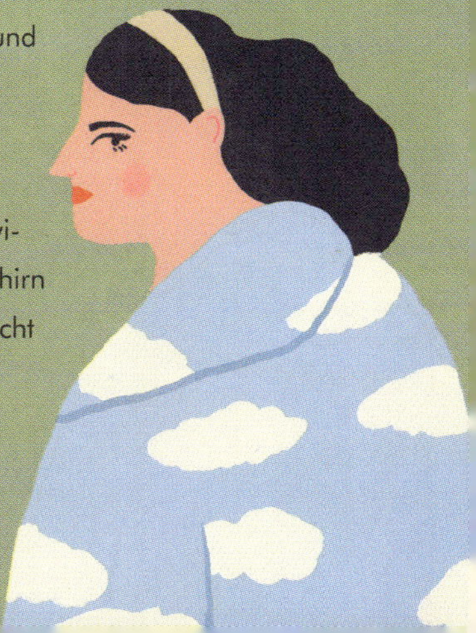

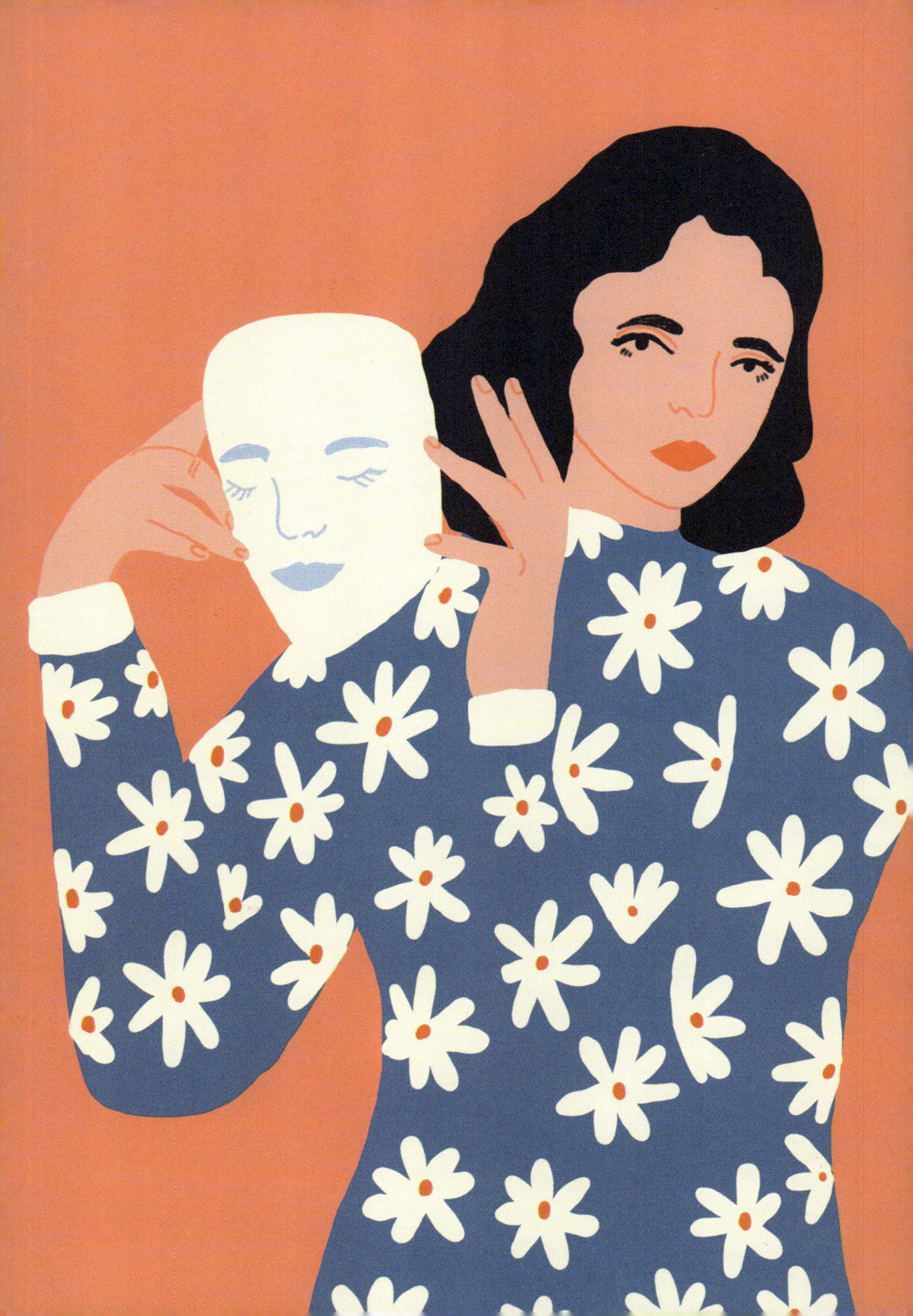

Wer bin ich?

LASS UNS DEINE ERINNERUNGEN ERFORSCHEN
UND DIE GERÜCHE, DIE DIR HEIMWEH VERURSACHEN.
BEFASSEN WIR UNS MIT DER ANZAHL DEINER
FREUNDSCHAFTEN UND DAMIT, WIE DU DICH
HÖCHSTWAHRSCHEINLICH AN DEINEM NÄCHSTEN
RUNDEN GEBURTSTAG FÜHLEN WIRST.

WAS IST DEINE FRÜHESTE ERINNERUNG? WAHRSCHEINLICH KANNST DU DICH AN DEINE ERSTEN LEBENSJAHRE ÜBERHAUPT NICHT ERINNERN. WIR ALLE LEIDEN UNTER DER SOGENANNTEN INFANTILEN AMNESIE.

Warum erinnere ich mich nicht an meine Kindheit?

Nur wenige Menschen können sich an etwas erinnern, was vor dem dritten Lebensjahr passiert ist. Auch wenn manche das Gegenteil behaupten, legen einige Untersuchungen nahe, dass Menschen nicht in der Lage sind, sich an ihre eigene Geburt zu erinnern. Anderen zufolge haben wir große Schwierigkeiten damit, uns deutlich an Ereignisse vor unserem siebten Geburtstag zu erinnern.

Doch woran liegt das? Wir verlernen ja auch keine Fähigkeiten wie Laufen, Reden oder Fahrradfahren, die wir in diesen ersten Jahren entwickeln.

Eine Theorie besagt, die infantile Amnesie sei das Ergebnis fehlender Sprache. Besitzen Kinder nicht den nötigen Wortschatz, um ein Ereignis zu beschreiben, können sie es auch später nicht, selbst wenn sie im Nachhinein die nötigen Wörter gelernt haben.

Neueste Forschungsergebnisse legen nahe, dass wir unsere früheste Kindheit deshalb vergessen, weil sich in dieser Zeit so viele neue Gehirnzellen im Hippocampus bilden, einer wichtigen Hirnstruktur, die an der Gedächtnisbildung beteiligt ist. Im Grunde zerstören die neuen Zellen die Schaltkreise (und Erinnerungen), die wir bereits in unserem Gehirn gebildet haben. Der Zeitraum, an den wir uns nicht mehr erinnern können, steht womöglich für die Zeit, in der unser Gehirn lernt, zu lernen und sich zu erinnern.

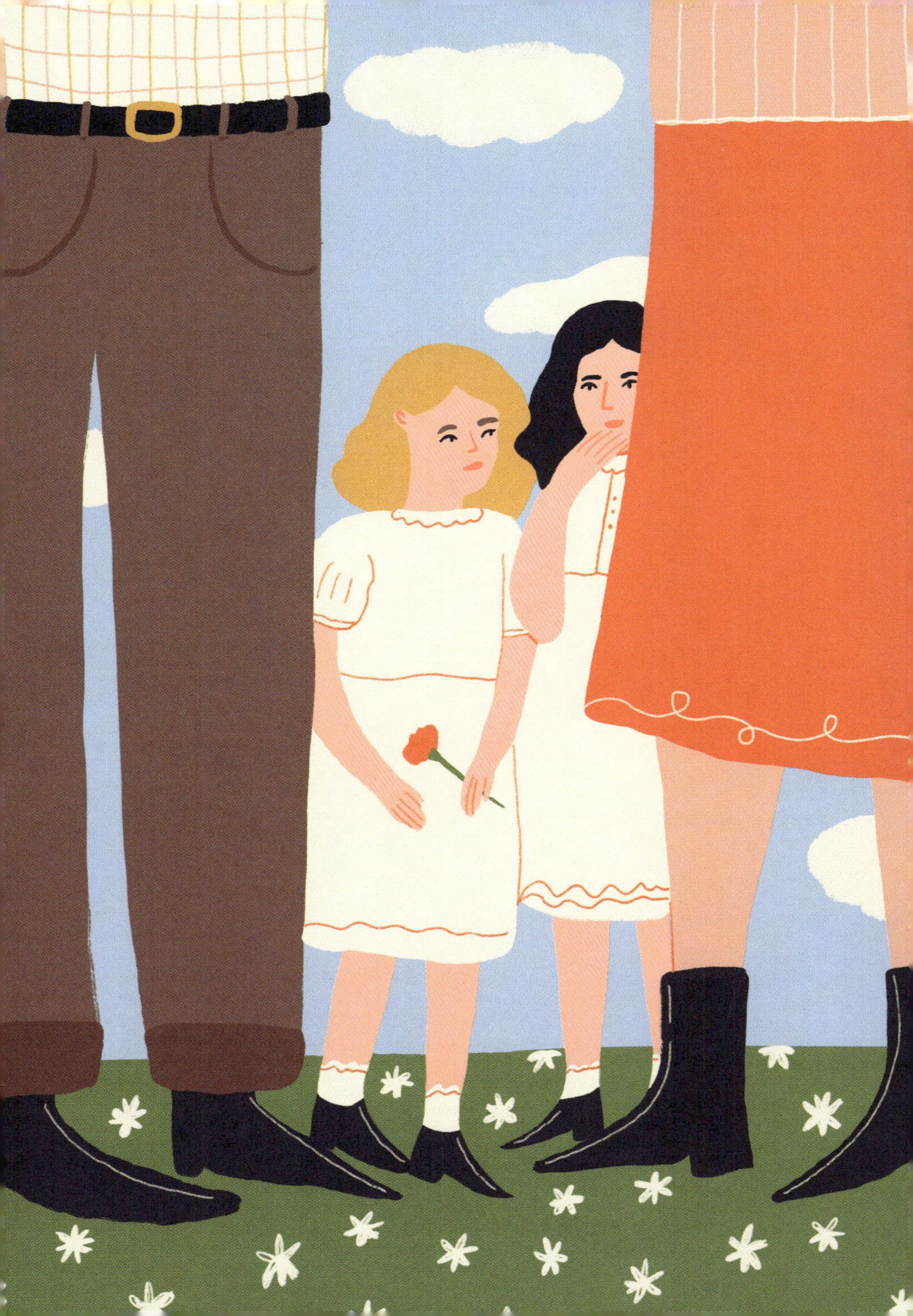

DANKE FÜR DIE ERINNERUNGEN

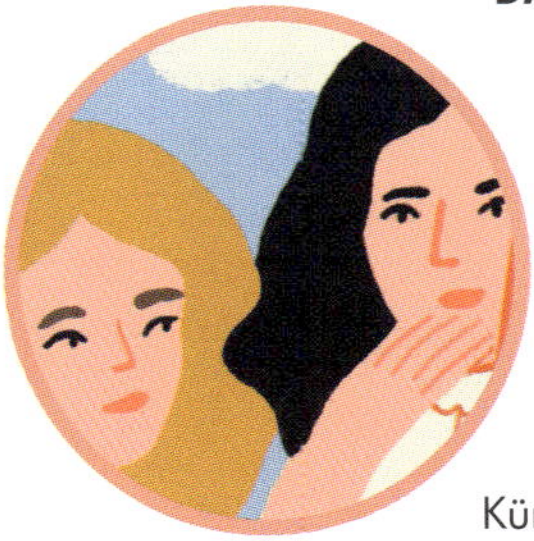

Es gibt viele Formen der Amnesie, manche sind häufiger als andere. Retrograde Amnesie ist die, bei der alle Erinnerungen, die vor einem bestimmten Ereignis gebildet wurden – wie einer Verletzungen des Gehirns – verloren gehen. Seit mehr als 120 Jahren untersuchen Wissenschaftler:innen diese Form der Amnesie. In einem Fall wachte eine Frau, geführt unter dem Kürzel GH, nach einer Operation im Jahr 2002 auf und glaubte, es wäre Mai 1989, und erkannte ihre eigenen Kinder nicht. GH konnte sich an nichts mehr aus ihrem Leben erinnern, das sich nach Mai 1989 ereignet hatte. Neueren Erkenntnissen zufolge könnten die verloren gegangenen Erinnerungen noch immer intakt im Gehirn vorhanden sein, der Zugang zu ihnen jedoch aufgrund von Krankheit oder Traumas blockiert. Forscher:innen fanden heraus, dass bestimmte Zellen, sogenannte Engramm-Zellen, diese Erinnerungen zurückhalten und dass diese durch einen Lichtstrahl wieder abgerufen werden können.

Doch es existieren auch eine Menge komplexerer und ungewöhnlicherer Beispiele für Amnesie. Ein Cellist erlitt eine schwere Amnesie nach einer Virusinfektion seines Gehirns. Er konnte sich an nichts mehr aus seinem Leben erinnern, weder an Freund:innen noch an Familie. Es fiel ihm auch schwer, neue Erinnerungen zu bilden. Er konnte sich jedoch noch an jedes Musikstück erinnern, das er jemals gelernt hatte, jedes neue Stück vom Blatt spielen und solche lernen, die er noch nie zuvor gehört hatte. Das lässt vermuten, dass für das Erlernen und Erinnern von Musik andere Bereiche des Gehirns zuständig sind als für andere Erinnerungen.

EINFACH SCHWIMMEN

In vielen Filmen werden extreme Formen von Amnesie dargestellt, manche wissenschaftlich fundierter als andere. Erinnerst du dich an Dorie aus *Findet Nemo*? Oder an Leonard Shelby aus *Memento*? In diesen Filmen wird Amnesie relativ fundiert dargestellt – und in beiden geht es um anterograde Amnesie.

Menschen, die an anterograder Amnesie leiden, behalten ihre Identität und ihre Erinnerungen aus der Vergangenheit, verlieren jedoch die Fähigkeit, neue

Erinnerungen zu bilden. In *Memento* tätowiert sich Shelby Fakten über den Mord an seiner Frau auf seinen Körper, als einzige Möglichkeit, diese zu behalten.

Diese Form der Amnesie versteht man heute dank des berühmten Patienten Henry M. sehr viel besser. Seine Amnesie war das Ergebnis einer Gehirnoperation, mit der man seine epileptischen Anfälle reduzieren wollte. Dabei wurden einige Bereiche seines Hirngewebes entfernt, wodurch er sich an nichts erinnern konnte, was sich nach der Operation ereignete, und er neue Informationen nicht länger als ein paar Minuten behalten konnte.

Im Film *50 erste Dates* spielt Drew Barrymore Lucy, eine Lehrerin, die Erinnerungen nur über den Zeitraum eines einzigen Tages abspeichern kann. Jeden Morgen wacht sie ohne jede Erinnerung an vergangene Tage auf.

> *In der Phrase, dass man nie verlernt, wie man Fahrrad fährt, liegt eine gewisse Wahrheit.*
>
> Professorin der Psychologie, Jennifer Talarico

Genau wie in diesem Film war auch die Patientin mit dem Kürzel FL aufgrund eines Autounfalls 2005 nicht in der Lage, Erinnerungen von einem Tag auf den nächsten zu behalten. Über einen Tag war ihr Erinnerungsvermögen völlig normal, doch über Nacht verschwanden im Schlaf all ihre Erinnerungen.

Die Geschichte nahm eine faszinierende Wendung, sobald Untersuchungen nahelegten, dass ihre eigene Amnesieerfahrung unbewusst durch ihre Kenntnis des Films beeinflusst war. Denn wenn sie, ohne es zu wissen, nach etwas gefragt wurde, das sie an einem der vorherigen Tage gelernt hatte, funktionierte ihre Erinnerung erstaunlich gut. Es stellte sich heraus, dass Drew Barrymore ihre Lieblingsschauspielerin war, und mit der Zeit und einiger Behandlung verbesserte sich FLs Amnesie.

Ein wahrer Fall von Leben, das die Kunst imitiert.

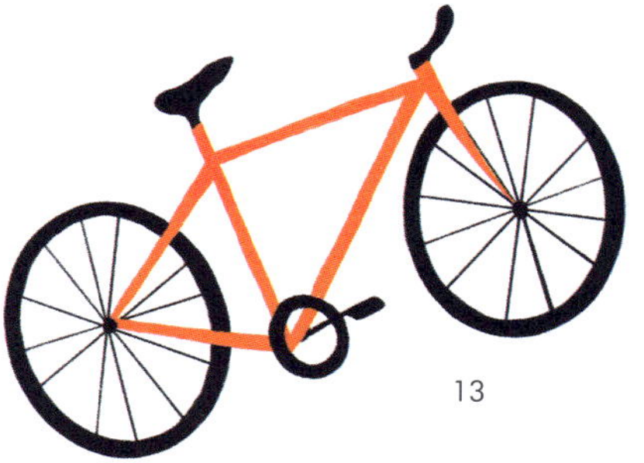

DENK AN DEIN VERHALTEN ALS TEENAGER. SCHAUDERT ES DICH? VIELE VON UNS FÜHLEN SICH IHREM FRÜHEREN ICH SEHR FREMD. ABER HAST DU DICH WIRKLICH VERÄNDERT? UND WIE WIRST DU SEIN, WENN DU EINMAL ÄLTER BIST?

Warum schäme ich mich für

Egal ob Myer-Briggs, die Big Five oder HEXACO; die Forschung hat Jahrzehnte an Arbeit in die Erstellung von Persönlichkeitstests gesteckt, an denen jährlich Millionen von Menschen teilnehmen. All diese Tests wollen anhand einiger Schlüsselmerkmale deine Persönlichkeit bestimmen. Wie extrovertiert bist du? Wie pflichtbewusst? Wie neurotisch? Konsens war lange Zeit, dass unsere Persönlichkeit ziemlich beständig ist: einmal extrovertiert, immer extrovertiert. Doch denk an dein eigenes Leben – fühlst du dich noch wie die Person, die du in deiner Jugend warst? Wie sich zeigt, ist die Vorstellung, wir hätten bestimmte Persönlichkeitsmerkmale für immer an der Backe, wohl Blödsinn.

AUF LANGE SICHT

Für eine Vorstellung davon, wie sich die Persönlichkeit mit der Zeit verändert, müssen wir uns über mehrere Jahre mit einem Menschen beschäftigen. Es fanden bereits einige solcher Langzeit-Persönlichkeitsstudien statt, die längste davon über mehr als 60 Jahre. Sie begann 1947 mit 1.208 14-jährigen Schüler:innen, deren Lehrer:innen sie auf sechs Persönlichkeitsmerkmale hin bewerteten: Selbstvertrauen, Beharrlichkeit, Launenhaftigkeit, Gewissenhaftigkeit, Originalität und Leistungswille. Die Bewertungen wurden zu einem einzelnen Verlässlichkeitsmaßstab zusammengefasst. 63 Jahre vorgespult, nahmen 174 der ursprünglichen Teilnehmenden wieder an der Studie teil. Diesmal bewerteten sie die sechs Merkmale an sich selbst und baten zudem eine nahestehende Person, das Gleiche zu tun.

Diese Studie war nicht gerade perfekt: Sie schloss nur eine kleine Gruppe von Menschen ein, und natürlich konnten die Lehrer:innen einige Merkmale genauer bewerten als andere. Dennoch

mein Teenager-Ich?

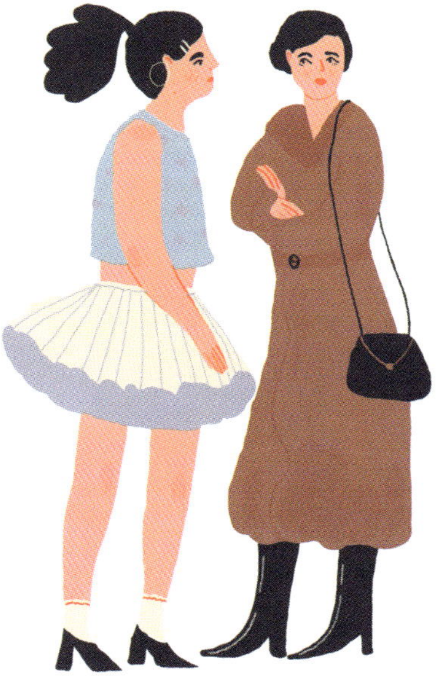

gibt sie uns einen Einblick, wie ähnlich sich diese Menschen mit 14 und 77 waren – oder auch nicht.

EIN NEUES KAPITEL AUFSCHLAGEN

Ganz sicher hat sich dein Klamottenstil oder dein Musikgeschmack verändert, seit du ein Teenager warst. Doch die erwähnte Studie legt nahe, dass du dich auch grundlegender verändert hast. Während der sechs Jahrzehnte der Studie veränderten sich viele der Teilnehmenden so sehr, dass ihre vorherige Persönlichkeit kaum wiederzuerkennen war. Es gab eine gewisse Ähnlichkeit hinsichtlich Gewissenhaftigkeit und Stimmungsstabilität der Jugendlichen und der knapp 80-Jährigen, doch darüber hinaus hatten die Älteren nicht mehr viel gemein mit ihrem früheren Ich.

Wie kam es zu derart gravierenden Veränderungen? Vieles beeinflusst deine Persönlichkeit: deine Arbeit, wo du lebst, ob du Kinder hast, Beziehungen oder traumatische Erlebnisse. Und manches ändert sich schlicht mit der Zeit. Eine andere Studie mit mehr als 130.000 Erwachsenen über 59 Jahren zeigt, dass wir im Alter meist umgänglicher, gewissenhafter und emotional stabiler werden, wobei die Unterschiede zwischen Frauen und Männern gering sind. Es gibt auch konkrete Hinweise darauf, dass wir auch als Erwachsene stets an Reife gewinnen.

Wenigstens einmal im Leben schlägst du wahrscheinlich ein neues Kapitel auf. Da die Zeit dich umgänglicher macht, magst du hoffentlich die Person, zu der du wirst.

WENN WIR ANGST HABEN, SCHEINT DIE ZEIT LANGSAMER ZU VERGEHEN UND NUR SO ZU RASEN, WENN WIR SPASS HABEN. WARUM VERGEHT DIE ZEIT IMMER SCHNELLER, JE ÄLTER WIR WERDEN? UND VERÄNDERT SICH IM ALTER UNSERE FÄHIGKEIT, DEN VERLAUF DER ZEIT EINZUSCHÄTZEN?

Warum vergeht die Zeit so schnell?

Wir wissen, dass sich unsere Zeitwahrnehmung aus vielerlei Gründen verändert. Gefühle spielen dabei eine wichtige Rolle. Fühlen wir uns zurückgewiesen oder deprimiert, verlangsamt sich die Zeit scheinbar. Wenn wir aber Musik hören, die uns gefällt, ist es, als würde die Zeit schneller vergehen. Werden uns unterschiedliche Bilder für die exakt gleiche Zeitspanne gezeigt, kommt es uns so vor, als würden wütende Gesichter länger gezeigt als neutrale und Bilder von Spinnen länger als die von Schmetterlingen. Experimente bestätigen, dass wir Zeit langsamer wahrnehmen, wenn wir echte Angst empfinden.

Es kann auch sein, dass wir einen Zeitraum im Moment des Erlebens anders empfinden als rückblickend. Ein Beispiel hierfür ist das sogenannte Urlaubsparadoxon: Im Urlaub vergehen die Tage wie im Flug. Doch sind wir wieder zu Hause und denken über unsere Zeit fern von daheim nach, haben wir das Gefühl, wir wären für Jahre weg gewesen, weil wir so viel erlebt haben.

Forscher:innen haben herausgefunden, dass uns unabhängig vom Alter dann die Tage, Wochen und Monate viel zu schnell zu vergehen scheinen, je mehr wir unter Zeitdruck stehen. Das steht in direkter Verbindung zur Wahrnehmung, nicht genug Zeit für all das zu haben, was wir gerne tun würden. Das gilt vor allem für Menschen aus westlichen Kulturen.

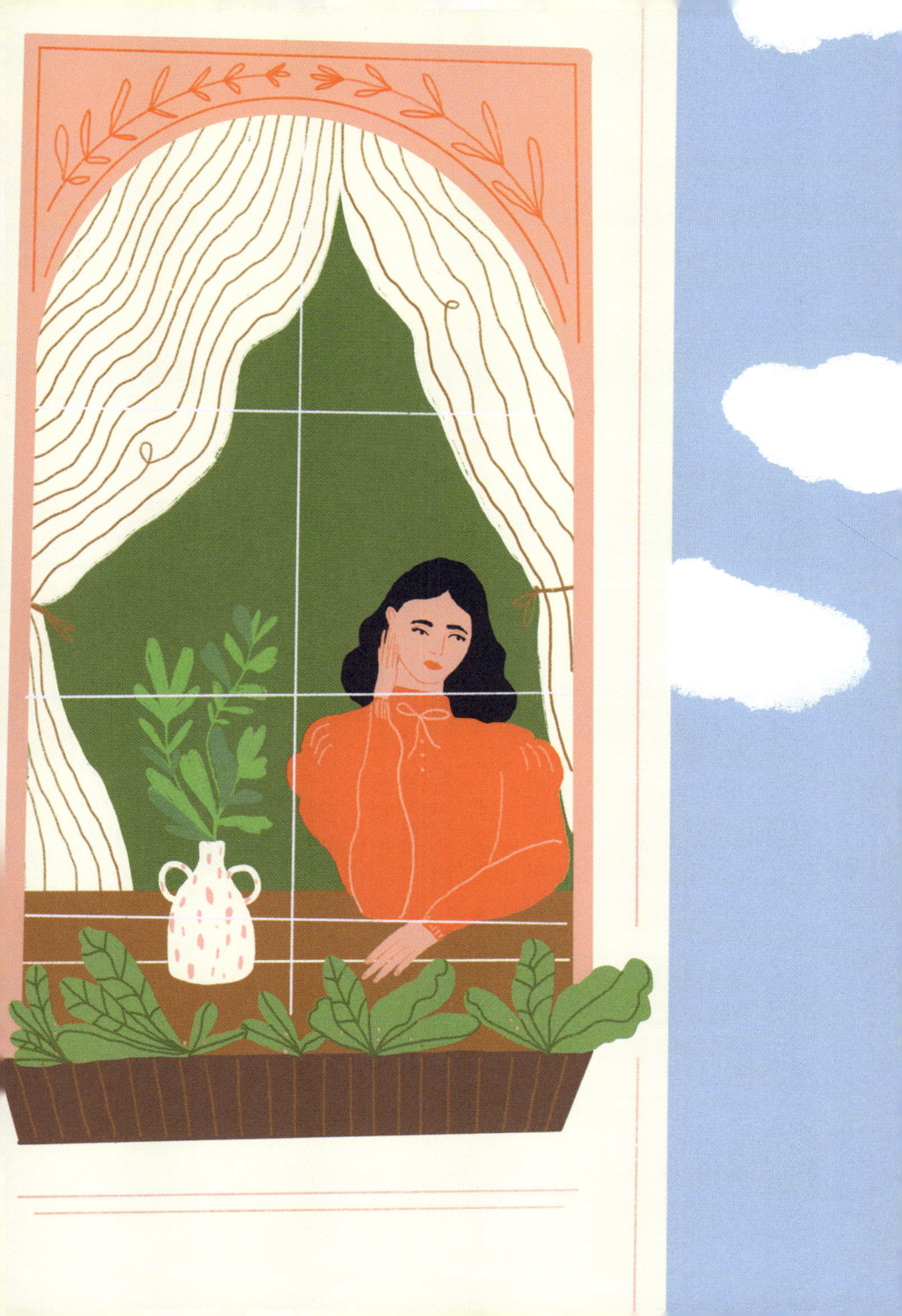

Dass wir das Gefühl haben, die Zeit würde im Alter schneller vergehen, gilt jedoch für alle Kulturen gleichermaßen. Psycholog:innen versuchen seit 130 Jahren, eine Erklärung hierfür zu finden.

Wissenschaftler:innen haben Menschen verschiedenen Alters befragt, wie schnell die Zeit nach ihrem Empfinden in der letzten Woche, im letzten Monat, Jahr und Jahrzehnt vergangen ist. In Bezug auf die kürzeren Zeiträume hatten alle die gleiche Wahrnehmung des Zeitverlaufs. Doch je älter die befragte Person, desto häufiger gab sie an, die Zeit sei in den letzten zehn Jahren schnell vergangen.

Wie werden wir das Gefühl los, dass alles viel zu schnell geht, dass wir unser Leben verpassen? Es kommt darauf an, etwas Neues zu lernen.

Psychologie-Professorin,
Patricia Costello

WARUM HABEN WIR DAS GEFÜHL, DIE ZEIT WÜRDE UNS DAVONRENNEN?

Wissenschaftler:innen haben verschiedene Theorien darüber aufgestellt, warum wir im Alter das Gefühl haben, die Zeit würde rasen. Eine davon ist die sogenannte Proportionalitätstheorie. Dieser zufolge scheint uns einfach aus dem Grund ein Jahr mit 40 schneller zu vergehen als mit 4, da dieses dann bloß ein kleines Vierzigstel unseres Lebens ausmacht und kein ganzes Viertel.

Viele Theorien basieren darauf, wie viele neue Erfahrungen wir in unterschiedlichen Lebensabschnitten machen. Die Idee dahinter ist die, dass unser Gehirn eine Menge abspeichert, wenn wir etwas das allererste Mal erleben. Dadurch speichern wir ein Ereignis in unserer Erinnerung als besonders und dauerhaft ab. Wenn wir also an die Erlebnisse aus unserer Kindheit zurückdenken, glauben wir, dass sich die Erinnerungen daran über einen sehr langen Zeitraum gebildet haben müssen, weil sie derart lebendig sind. Die Psychologin Claudia Hammond erklärt dies folgendermaßen: »Der Grund, warum wir uns so gut an unsere Jugend erinnern können, ist der, dass wir in dieser Zeit mehr neue Erfahrungen gesammelt haben als in unseren Dreißigern oder Vierzigern. Es ist eine Zeit der ersten Male – die erste sexuelle

Beziehung, der erste Job, der erste Urlaub ohne Eltern, erste Erlebnisse fern von zu Hause, zum ersten Mal wirklich selbst entscheiden können, wie wir unsere Zeit verbringen.«

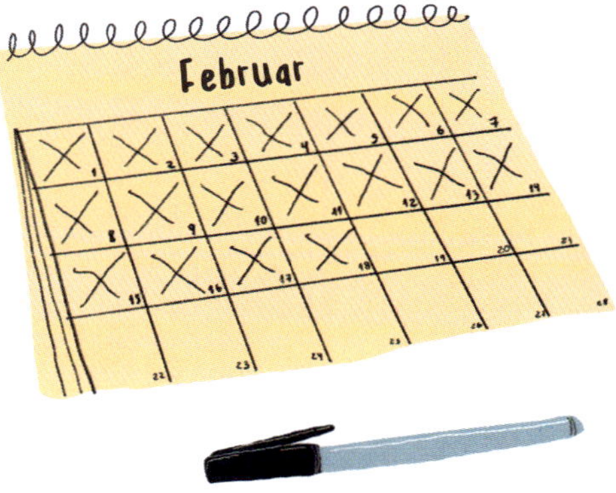

Wenn wir dagegen jeden Tag der gleichen Routine folgen (was später im Leben häufig der Fall ist), scheint die Zeit schneller zu vergehen. Als Erwachsene machen wir generell weniger neue Erfahrungen, die wir uns einprägen.

WIE KÖNNEN WIR DAS LEBEN ENTSCHLEUNIGEN?

Wenn du das Gefühl hast, dein Leben entgleitet dir und zieht zu schnell an dir vorüber, könnte die Lösung sein, deine Zeit mit neuen Erfahrungen zu verbringen. An neue Orte zu gehen oder etwas Neues zu lernen, kann dein inneres Zeitgefühl erheblich verlangsamen. Alles, was dich aus deiner normalen Routine reißt und Neues in dein Leben bringt, dürfte dazu beitragen, dass deine Wahrnehmung der Zeit sich verlangsamt. Untersuchungen legen auch nahe, dass es dabei helfen kann, das eigene Zeitgefühl zu erweitern, wenn man bedeutungsvolle, spürbare Fortschritte in Richtung der eigenen Ziele macht.

Zu entschleunigen und sich weniger unter Zeitdruck zu setzen könnte auch helfen. Eine gute Lösung wäre, mehr Urlaub zu machen – eine Kombination aus Reduzierung von Zeitdruck und Maximierung neuer Erfahrungen. Und auch wenn man währenddessen das Gefühl hat, so ein Urlaub wäre viel zu schnell vorbei, haben wir im Nachhinein doch das Gefühl, ewig vom Alltagstrott weg gewesen zu sein. Ein Urlaub im Namen der Wissenschaft? Ja, bitte.

IN DEM JAHR VOR EINEM RUNDEN GEBURTSTAG REFLEKTIEREN VIELE MENSCHEN IHR LEBEN UND NEHMEN GROSSE VERÄNDERUNGEN VOR. WARUM BEEINFLUSSEN UNS DIESE IM GRUNDE WILLKÜRLICHEN ZEITPUNKTE SO SEHR?

Egal, ob du 22, 28, 35 oder 41 bist, dein Alter hat keinen großen Einfluss auf dein Leben. Doch Untersuchungen zeigen, dass Menschen, wenn es darum geht, ihre Gewohnheiten zu ändern, gern auf echte oder empfundene Neustarts setzen. Man weiß, dass Menschen vor allem montags über ihre Gesundheit nachdenken. Zu Beginn einer Woche, eines Monats oder Jahres wird vergleichsweise häufiger nach »Diät« gegoogelt, und Fitness-Studios werden öfter besucht. Hast du schon mal Neujahrsvorsätze gefasst?

Geburtstage fungieren als kraftvolle Meilensteine, die den belanglosen Alltag durchbrechen. Wenig überraschend besitzt ein Geburtstag also die Macht, uns zu Veränderungen zu inspirieren. Neuere Untersuchungen dazu haben Verhaltensweisen von 25- bis 64-Jährigen in den Fokus gestellt. Von besonderem Interesse waren dabei sogenannte »9-Ender« – Menschen im Alter von 29, 39, 49 und 59 Jahren.

WAS IST DER SINN DES LEBENS?

Basis für die Forscher:innen war die *World Values Survey*-Umfrage. Darin wurden mehr als 42.000 Menschen weltweit gefragt, wie oft sie über den Sinn des Lebens nachdenken würden. Die meisten gaben an, dies oft zu tun. Doch

Warum habe ich an manchen

es zeigte sich, dass die 9-Ender häufiger darüber nachdenken als Menschen, deren Alter auf eine andere Ziffer endet.

Über den Sinn des eigenen Lebens nachzudenken kann gut oder schlecht enden, je nachdem, zu welchem Ergebnis man kommt. Wenn man ein 9-Ender ist, ist zumindest die Wahrscheinlichkeit hoch, demnächst seinen ersten Marathon zu laufen: Die Forscher:innen besahen das Alter von 500 Marathonläufer:innen, die das erste Mal teilnahmen – 74 von ihnen waren 9-Ender. Das sind 48 Prozent mehr, als man erwarten würde, wenn das Alter bei der Entscheidung für einen Marathon keine Rolle spielen würde. Die Forscher:innen prüften auch, ob die Rennzeiten nahelegten, dass 9-Ender härter trainieren. Und ja, 29- oder 39-Jährige waren in diesem Alter etwa zwei Prozent schneller als in den Jahren davor und danach. Das legt nahe, dass sie im Jahr vor ihrem dreißigsten oder vierzigsten Geburtstag härter trainiert haben.

Die Studie untersuchte zudem das Alter von mehr als acht Millionen männlichen Usern auf Online-Plattformen speziell für Leute auf der Suche nach Affären. Es waren mehr als 950.000 Männer im Alter von 29, 39, 49 und 59 – fast 18 Prozent mehr als bei einer zufälligen Rate. (Das Muster konnte auch bei Frauen nachgewiesen werden, war jedoch nicht so eindeutig wie bei den Männern.)

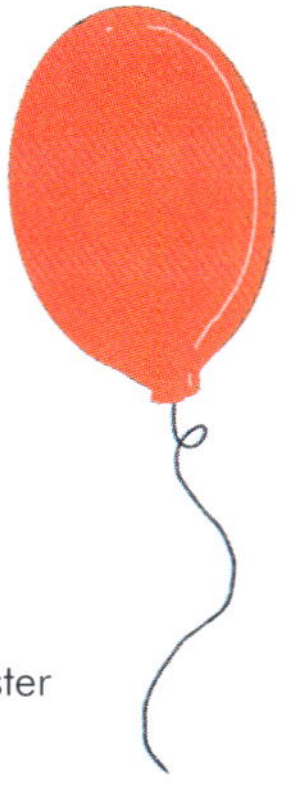

GROSSER GEBURSTAG, GROSSE ENTSCHEIDUNGEN

Warum haben diese runden Geburtstage so viel Einfluss auf unser Verhalten? Dazu gibt es einige Theorien. Womöglich verschafft uns der Beginn eines neuen Jahrzehnts genügend Distanz zu unseren vergangenen Fehlern und inspiriert uns dazu, an uns zu arbeiten. Es könnte auch sein, dass ein runder Geburtstag unseren Fokus von alltäglichen Dingen löst und uns dazu ermutigt, über das große Ganze nachzudenken. Wieso auch immer, die Botschaft ist eindeutig: Wenn du ein 9-Ender bist, bereite dich darauf vor, bald große Entscheidungen zu treffen.

Geburtstagen existenzielle Krisen?

GIBT ES EINEN GERUCH, DER DICH IN DER ZEIT ZURÜCKREISEN LÄSST? DIE MEISTEN VON UNS HABEN ES SCHON ERLEBT, DASS DIE NASE ZU EINER EMOTIONALEN ZEITMASCHINE WERDEN KANN.

Warum verursachen manche Gerüche Heimweh?

Gerüche sind komplex. Der Duft von Schokolade zum Beispiel besteht aus Hunderten verschiedenen Geruchsmolekülen. Unsere Nase besitzt 1.000 Geruchsrezeptoren, die sich in einem kleinen Bereich unserer Nasenschleimhaut, der oberer Nasenmuschel, befinden. Diese erkennen Geruchsmoleküle und schicken Botschaften ans Gehirn, wodurch wir einen bestimmten Geruch wahrnehmen.

Frühen Schätzungen zufolge kann unsere Nase etwa 10.000 Gerüche unterscheiden. Doch neuere Untersuchungen erhöhten die Zahl auf eine Billion. Und das ist nur der Durchschnitt – das Spektrum reicht von 80 Millionen bis tausend Billionen einzigartiger Düfte. Wenn es also um die Anzahl der Eindrücke geht, die deine Nase unterscheiden kann, gewinnt sie den ersten Preis für das sensibelste Organ deines Körpers.

Doch warum ist unsere Nase so sensibel? Womöglich aus Sicherheitsgründen. Wissenschaftler:innen vermuten, dass das Erkennen unterschiedlicher Gerüche dem modernen Menschen einen genauso großen evolutionären Vorsprung sichert wie seine Sprachfähigkeit. Für unsere Vorfahr:innen war es entscheidend, Feuer sowie leckeres, aber schwer auffindbares oder gar davongelaufenes Essen riechen zu können.

Tatsächlich sagen auch viele Frauen, dass sie aufgrund ihres verbesserten Geruchssinns schon vor dem positiven Test wussten, dass sie schwanger sind.

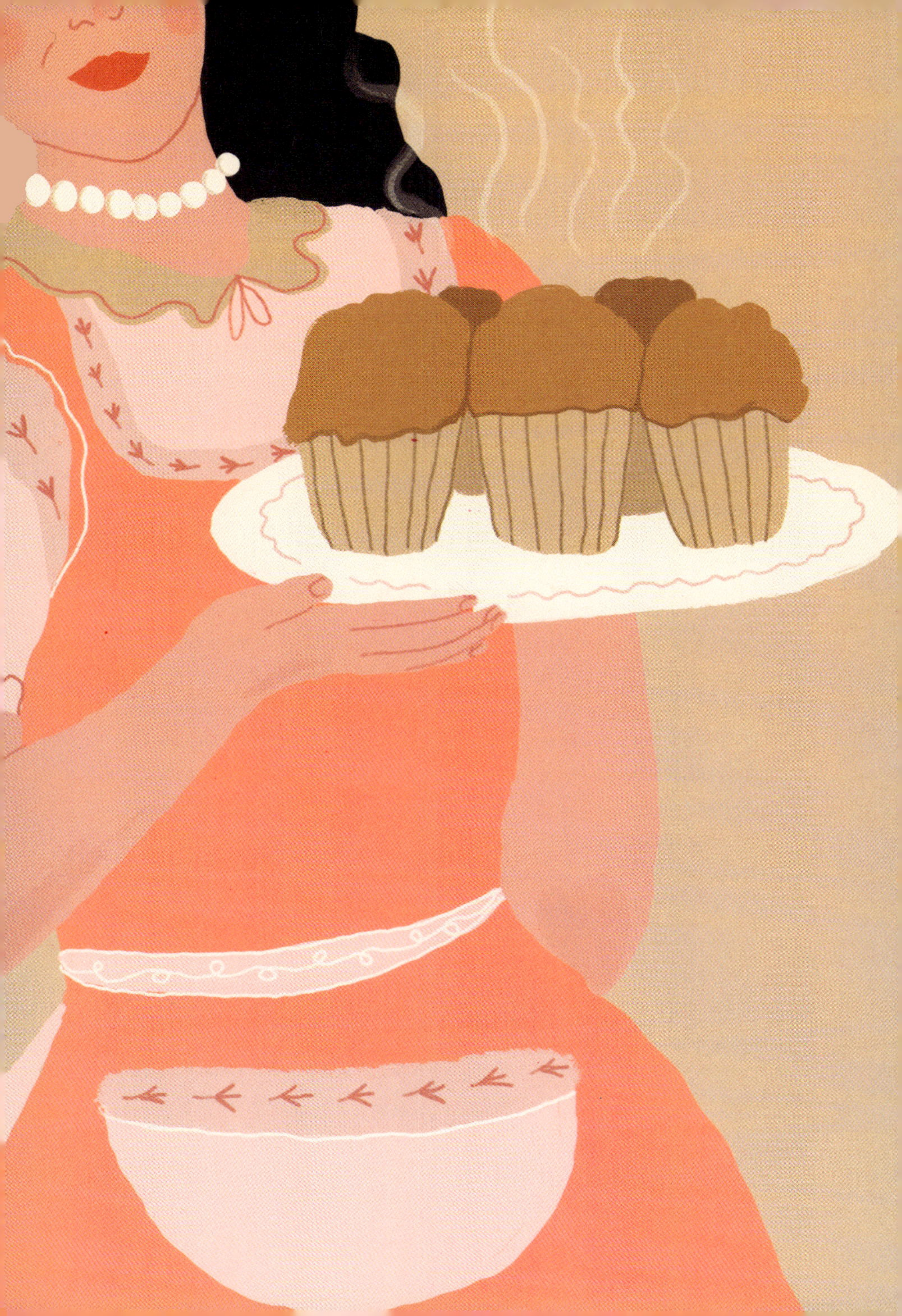

Es ist nämlich sinnvoll, dass wir besonders gut darin sind, Essen zu identifizieren, das zu Fehlgeburten führen kann. Es wird auch vermutet, dass der verbesserte Geruchssinn für die Morgenübelkeit verantwortlich ist.

Und ohne Geruch könnten wir unser Essen auch gar nicht schmecken. Wenn du einmal eine verstopfte Nase hast, überprüf doch, wie fad dein Essen ist. Oder teste Folgendes: Halte dir die Nase zu und iss eine Jellybean. Sie wird zwar süßlich schmecken, doch du wirst nicht herausfinden, welche Farbe sie hatte, bis du die Nase freimachst, schluckst und dem Geruch erlaubst, in deine Nase zu steigen.

WARUM GERÜCHE ERINNERUNGEN WECKEN

Wissenschaftler:innen nennen es eine »geruchsbedingte Erinnerung«, wenn bestimmte Gerüche unbeabsichtigt Kindheitserinnerungen wachrufen. Dieser Effekt ist auch bekannt als der Proust-Effekt, benannt nach einer Beschreibung in Prousts *Auf der Suche nach der verlorenen Zeit*, bei der sich eine Figur plötzlich wieder lebhaft an lang vergessene Szenen ihrer Kindheit erinnert, als sie an einer in Tee getunkten Madeleine riecht.

Die nostalgischsten Gerüche werden häufig mit dem Backen von Brot oder Kuchen assoziiert, aber auch andere Kochgerüche sind nicht selten. Gerüche sind vor allem gut im Wachrufen von emotionalen Erinnerungen. Untersuchungen zeigen, dass unsere Erinnerungen besonders emotional sind, wenn sie durch Gerüche ausgelöst werden und nicht von Geräuschen oder Bildern. Daher die durch Heimweh verursachten herzzerreißenden Qualen, wenn du etwas riechst, was dich augenblicklich nach Hause zurückbringt.

Es gibt verschiedene Theorien, warum Geruch, Erinnerung und Emotion so eng verknüpft sind. Ein wichtiger Hinweis ist, dass Riechkolben (der Teil des Gehirns, der Informationen rund um Gerüche verarbeitet), Amygdala und Hippocampus (wo jeweils Gefühle verarbeitet und Langzeiterinnerungen gespeichert werden) alle nah beieinander liegen. Neueste Untersuchungen

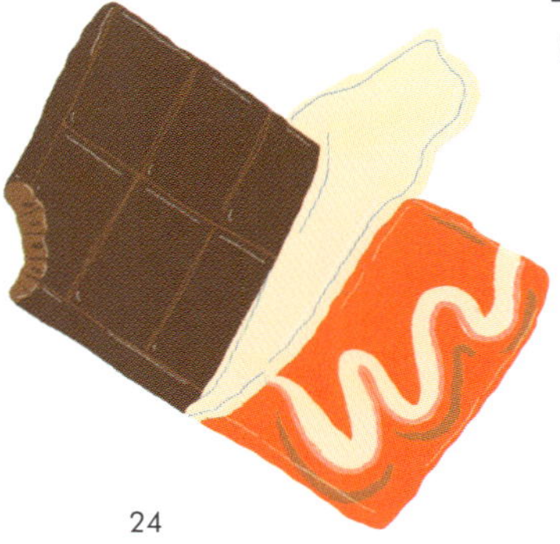

Du riechst etwas und erinnerst dich plötzlich an das Wohnzimmer deiner Großmutter oder deinen ersten Schultag oder deine erste Liebe … diese Erinnerungen haben immer eine stark emotionale Komponente.

Professor der Neurowissenschaften, Stuart Firestein

---

legen sogar nahe, dass einige Langzeiterinnerungen in einem Teil des Riechkolbens abgespeichert sein könnten.

Gerüche und Erinnerungen sind durch Nervengeflechte in unserem Gehirn miteinander verbunden, und man weiß, dass, wenn wir während eines emotionalen Moments etwas riechen, Geruch und Erinnerung in der gleichen Hirnregion neuronal verwoben werden. Wurde diese Verbindung erst einmal geknüpft, hat ein charakteristischer Geruch für viele Jahre die Macht, die damit verbundene Erinnerung wachzurufen.

DEINE NASE IM EINSATZ

Dass wir in Verbindung von Gerüchen und Emotionen deutliche Erinnerungen bilden, bietet die aufregende Möglichkeit, Gerüche als Beweise in Strafverfahren einzusetzen. Die Idee dahinter: Ein Verbrechen zu beobachten ist meist ein hochemotionales Erlebnis, und ein Zeuge oder eine Zeugin könnte daher eine:n Kriminelle:n anhand des einzigartigen Körpergeruchs identifizieren. Dieser Ansatz ist vielversprechend, jedoch könnte der Geruch des oder der Kriminellen auch mit einem anderen vom Tatort verwechselt werden.

Während wir auf zukünftige Geruchs-Gegenüberstellungen warten, schließe deine Augen und atme tief durch. Wie viele Gerüche nimmst du wahr? Wie viele davon kannst du benennen? Bestaune für einen Moment die beeindruckende Fähigkeit deiner bescheidenen Nase.

DIR IST SICHER KLAR, DASS ZU VIEL LÄRM DIR SCHADET. LÄRM VERURSACHT NACHWEISLICH STRESS, SCHLAFSTÖRUNGEN UND SOGAR HERZERKRANKUNGEN. ES IST AN DER ZEIT, DIE KRAFT DER STILLE ZU NUTZEN.

Warum beruhigt mich Stille?

»Noise«, englisch für Lärm, kommt aus dem Lateinischen und bedeutet Schmerz oder Übelkeit. Lärm – heute oft als »Lärmbelastung« bezeichnet – ist die Ursache zahlreicher Krankheiten. Schlafprobleme, hoher Blutdruck, Konzentrationsschwierigkeiten und Herzerkrankungen sind die häufigsten Beschwerden. Und er kann auch einfach unangenehm sein, daher die Diagnose »Lärmtrauma«. Klänge führen zu Vibrationen in den Gehörknöchelchen, die als elektrische Signale an unser Gehirn gesendet werden. Oft reagiert unser Körper darauf, indem er Stresshormone wie Cortisol freisetzt. Selbst wenn du tief und fest schläfst, hat Lärm diesen Effekt, und das sind keine guten Neuigkeiten. Wenn du in einer lauten Umgebung wohnst, ist dein Stresslevel wahrscheinlich permanent hoch. Kinder, die so aufwachsen, können neben anderen Problemen auch Lernschwierigkeiten entwickeln. Was man dagegen tun kann? Untersuchungen legen nahe, dass sich ein wenig Ruhe und Frieden zu gönnen zwar nicht ausreicht, dass Stille jedoch mächtiger ist, als man je gedacht hätte.

VON MÄUSEN, ERINNERUNGEN UND MUSIK

Vor zehn Jahren wollten einige Wissenschaftler:innen, deren Hobby Musik war, untersuchen, welchen körperlichen Einfluss Musik auf den Menschen hat. Sie beobachteten Personen, die je ein zweiminütiges Musikstück aus sechs

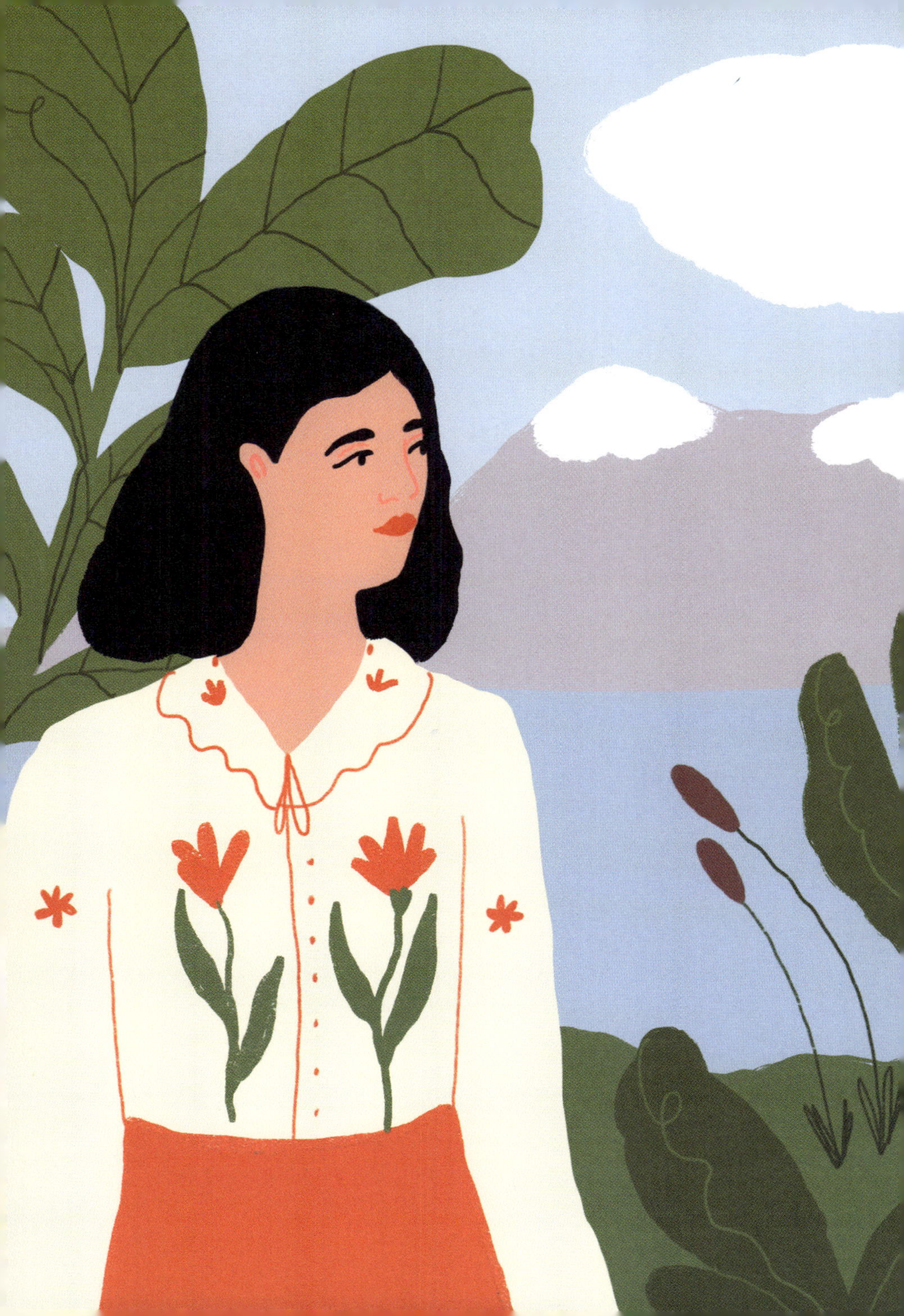

Lärm – selbst in nicht wahrnehmbaren Frequenzen – verursacht Stress und ist schädlich für den Menschen.

Professor für Humanökologie, Gary Evans

Musikrichtungen, mit je zweiminütigen Pausen, zu hören bekamen. Die Forscher:innen kontrollierten Atemfrequenz, Blutdruck und verschiedene andere körperliche Veränderungen. Sie erwarteten, dass sowohl Tempo, Rhythmus und Melodie der Musik als auch die musikalische Vorbildung und der jeweilige Musikgeschmack einen Einfluss haben würden. Und das hatten sie auch. Doch die größte Erkenntnis war etwas, wonach die Wissenschaftler:innen überhaupt nicht gesucht hatten: Die zweiminütigen Pausen zwischen den Musikstücken hatten die entspannendste Wirkung.

Neuere Studien untersuchten den Effekt verschiedener Klänge auf das Gehirn erwachsener Mäuse. Die besonders interessanten Klänge waren Musik, Rufe von Babymäusen und weißes Rauschen. Stille diente dem Experiment als Kontrollelement. Auch hier zeigte sich wieder ungewollt die Macht der Stille: Keines der eigentlichen Geräusche hatte einen Langzeiteffekt auf das Gehirn. Doch zwei Stunden Stille am Tag sehr wohl: Die Mäuse entwickelten neue Gehirnzellen im Hippocampus, dem Bereich des Gehirns, der für Gefühle und Erinnerungen verantwortlich ist.

DEN GEIST ZUR RUHE KOMMEN LASSEN

Eigentlich wissen wir alle, dass Ruhe uns guttut. Verkäufe von Noise-cancelling-Kopfhörern sind in den letzten Jahren in die Höhe geschossen, und der Slogan des finnischen Tourismusverbands »Silence please« (»Erlebe nichts«) war extrem erfolgreich darin, das Land in der Welt zu vermarkten. Die meisten von uns wissen auch, dass Zeit in der Natur sehr wohltuend ist, was auch an der Ruhe liegt, die dort oft herrscht.

Das Gehirn ist immer aktiv, doch wenn es nicht von Lärm abgelenkt wird oder sich auf eine bestimmte Aufgabe konzentriert, erreicht es den sogenannten »Default-Mode der Hirnaktivität«. In diesem Zustand erledigt es ein bisschen was im Haushalt: Es verarbeitet Botschaften von der Außenwelt und aus unserem Inneren. In der Stille kann sich unser Gehirn diese Botschaften zugänglich machen. Wir können hinterfragen, wer wir sind, uns in andere hineinversetzen, über unsere Gesundheit reflektieren und kreativ denken. Stille ermöglicht es uns, uns mit uns selbst zu verbinden, und füllt unsere inneren Reserven auf.

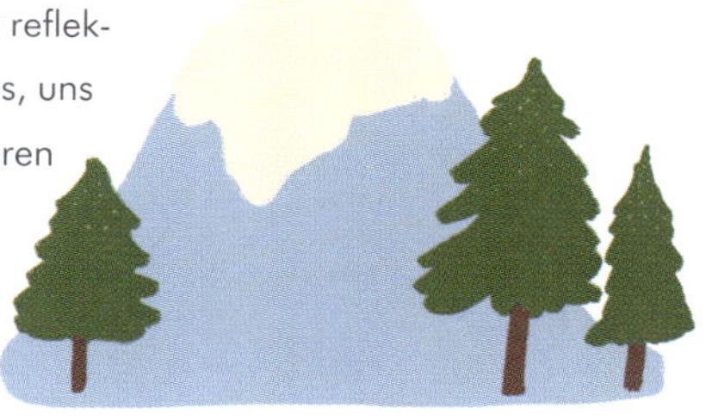

ZU VIEL DES GUTEN?

Heißt das also, je stiller, desto besser? Nicht ganz. Der stillste Ort der Welt, ein schalltoter Raum in Minnesota, ist so still, dass Nebengeräusche als negative Werte gemessen werden. Das bedeutet, dass man seinen Herzschlag, sein Magengrummeln und manchmal auch seine Nervenzellen elektronische Impulse abgeben hören kann. Firmen testen an diesem Ort die Lautstärke ihrer Produkte, und die NASA schickt ihre Astronauten hinein, damit diese einen Vorgeschmack auf die Stille des Weltalls bekommen.

Wenn du jetzt glaubst, das wäre ein guter Ort, um abzuhängen und neue Gehirnzellen zu bilden, liegst du falsch. Die meisten Menschen fühlen sich in diesem Raum zutiefst verstört. Bisher hat es niemand länger als 45 Minuten darin ausgehalten.

Da klingt Finnland doch viel besser, vielen Dank auch!

WIR NEIGEN DAZU, ANGST ALS UNANGENEHM ZU BETRACHTEN, DOCH VIELE SUCHEN NACH BEÄNGSTIGENDEN ERLEBNISSEN UND HABEN DARAN SPASS. GIBT ES DAS IDEALE MASS AN ANGST, UM SIE ZU GENIESSEN?

Warum geben Horrorfilme

Die Teilnehmer:innen einer aktuellen dänischen Studie betraten mit Herzfrequenzmessern ein Spukhaus. Darin stellten Schauspieler:innen verschiedene Figuren dar. Danach bewerteten sie, wie verängstigt sie waren und wie sehr sie es genossen hatten, sowie Angst und Spaß an bestimmten Stellen: als ein Zombie hinter einer Treppe hervorsprang oder eine blutverschmierte Person mit Kettensäge auf sie zurannte.

Das zeigt, dass wir ein bisschen wie Goldlöckchen sind. Je verängstigter wir sind, desto mehr genießen wir es … aber nur bis zu einem gewissen Punkt. Wenn unser Herz zu rasen beginnt, sich aber schnell wieder beruhigt, dann genießen wir das. Doch erhöht sich unser Herzschlag dauerhaft, haben wir keinen Spaß mehr. Wir mögen unsere unheimlichen Erlebnisse nicht zu Furcht einflößend, doch auch nicht zu öde; sie müssen genau richtig sein.

ICH HAB KEINE ANGST, SONDERN DU

Warum haben wir plötzlich keinen Spaß mehr, wenn wir uns zu verängstigt fühlen? Untersuchungen legen nahe, dass es immer auf den Kontext ankommt. Stell dir vor, du liegst gemütlich auf der Couch und schaust einen Horrorfilm. Du weißt, du bist in Sicherheit und der Film nicht real, und statt dich von der Spannung zu sehr ergreifen zu lassen, fühlt sich deine Angst aufregend an.

Stell dir vor, der Film nimmt dich derart gefangen, dass du vergisst, dass er nicht real ist. Jetzt fühlst du dich nicht länger sicher, und der Filmabend nimmt eine düstere Wendung. Warum? Weil während unterschiedlicher Angsterlebnisse unterschiedliche Bereiche deines Gehirns aktiv sind. Wenn du Angst hast, wird deine Amygdala aktiviert – ein wichtiger Teil des Gefühlszentrums –, dein Blutdruck und deine Herzfrequenz steigen, und du atmest schneller.

mir einen Kick?

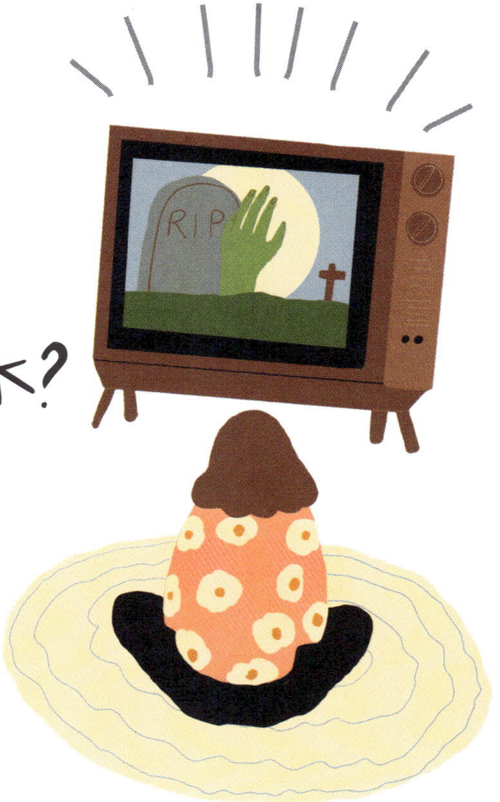

Du reagierst überwachsam auf das, was geschieht: Das ist die sogenannte »Kampf-Flucht-Reaktion«.

Andere Bereiche deines Gehirns (z. B. Hippocampus und frontaler Kortex) unterstützen dich bei der Entscheidung, ob die Bedrohung echt ist oder nicht. Stell dir vor, du schwimmst im Meer und siehst die Flosse eines Hais. Höchstwahrscheinlich wirst du eine echte Angstreaktion zeigen. Wenn du das gleiche Tier in einem Aquarium siehst, sagt der denkende Bereich deines Gehirns dem emotionalen Teil, dass alles in Ordnung ist. Dann bist du einfach nur beeindruckt, was Haie für unglaubliche Tiere sind. Kontext ist eben alles.

WARUM GENIESSEN WIR (EINIGE) ÄNGSTE?

Aber warum fühlt es sich so gut an, eine Angstreaktion zu überwinden? Wenn du verängstigt bist, fühlst du dich lebendig, weil du dich komplett auf eine Sache fokussierst. Und hat sich dein Gehirn erst entschieden, dass der Kettensäge schwingende Schauspieler keine echte Bedrohung ist, bist du in der Lage, die Erfahrung als nicht alltäglichen Nervenkitzel umzudeuten. Dadurch erlebst du ein Gefühl der Kontrolle und – das Wichtigste – wirst selbstsicherer, dich zukünftig Ängsten entgegenzustellen. Dein Selbstvertrauen wird gesteigert, einfach weil du überlebt hast!

HILFT MIR DAS TRAGEN DER FARBE ROT DABEI, JEMANDEN ZU VERFÜHREN?

SPIELEN SCHWARZ GEKLEIDETE SPORT-TEAMS AGGRESSIVER?

TRAGEN DIE NETTEN TYPEN IN FILMEN OFT WEISS? JA, JA UND JA.

Warum beeinflussen Farben meine Stimmung?

Für zahlreiche Tiere symbolisiert die Farbe Rot Attraktivität. So stellen zum Beispiel viele weibliche Primaten eine Rotfärbung ihrer Gesichter oder ihres Intimbereichs zur Schau, um zu signalisieren, dass sie fruchtbar und paarungsbereit sind. Bei Menschen ist das nicht so anders. Männer setzen sich näher zu Frauen, die Rot tragen, und stellen ihnen intimere Fragen. Sie nehmen rot gekleidete Frauen sowohl als empfängnisbereit als auch attraktiv wahr. Männliche Gäste geben Kellnerinnen, die Rot statt beispielsweise Weiß tragen, sogar eher ein höheres Trinkgeld.

Und auch Frauen erliegen der Verführungskraft der Farbe Rot. Bei einem Experiment zeigte man Frauen Porträts von Männern und fragte sie nach ihrem ersten Eindruck. Einer Hälfte der Frauen wurden die Männer vor rotem Hintergrund gezeigt, der anderen vor weißem. Die Frauen bewerteten übereinstimmend denselben Mann vor einem roten Hintergrund als attraktiver als vor einem weißen.

Einen Mann in Verbindung mit der Farbe Rot ordnet man eher einer höheren gesellschaftlichen Stellung zu und räumt ihm höheres Erfolgspotenzial ein. Das Ergebnis ist eindeutig: Auf unterbewusster Ebene verstärkt die Farbe Rot die sexuelle Anziehungskraft.

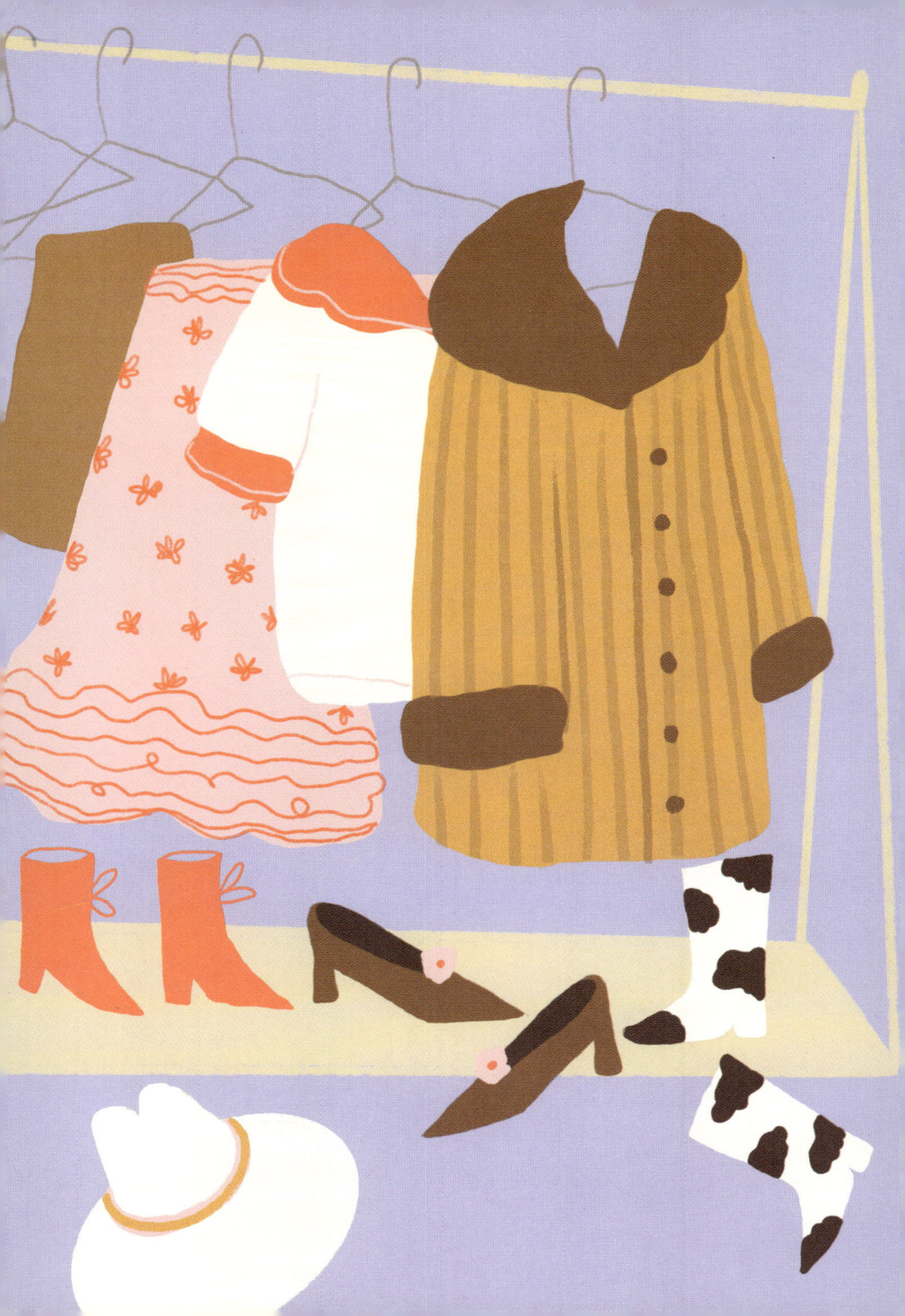

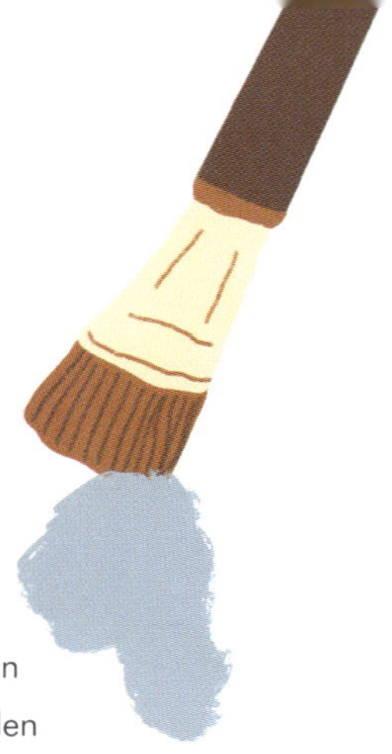

DIE MACHT DER FARBEN

Farben können enormen Einfluss auf unsere Wahrnehmung haben, und was wir mit unterschiedlichen Farben verbinden, wurde bereits vielfach untersucht. Es geht weit über »Rot ist sexy« hinaus. Man weiß inzwischen auch, dass das Tragen der Farbe Rot in vielen Sportarten leistungssteigernd wirkt. Betrachtet man die Farbe Rot, werden körperliche Reaktionen schneller und stärker. Doch Rot kann auch Gefahr signalisieren und Stress verursachen. Forscher:innen untersuchten zudem den Effekt der Farbe Rot auf die Testergebnisse von Kindern: War der Einband des IQ-Tests rot, schnitten die Kinder schlechter ab.

Doch auch andere Farben beeinflussen unser Verhalten. So spielten Eishockeyspieler aggressiver, wenn sie schwarze statt weißer Trikots trugen. Und Menschen gehen oft davon aus, dass weiß gekleidete Personen eher freundlich sind und schwarz gekleidete keine guten Absichten haben. Schon mal was von *Star Wars* gehört?

Wenn du die Farbe Pink siehst, entspannen sich deine Muskeln. In den 1970ern behauptete Alexander Schauss, Wissenschaftler für Biosoziale Forschung, sogar, dass Pink aggressive und gewalttätige Vorfälle reduzieren könnte. Seit 1979 wurde an der Universität von Iowa die Umkleide des gegnerischen Teams pink gestrichen. Damit erklärte man sich den Erfolg des eigenen Teams auf dem Football-Feld.

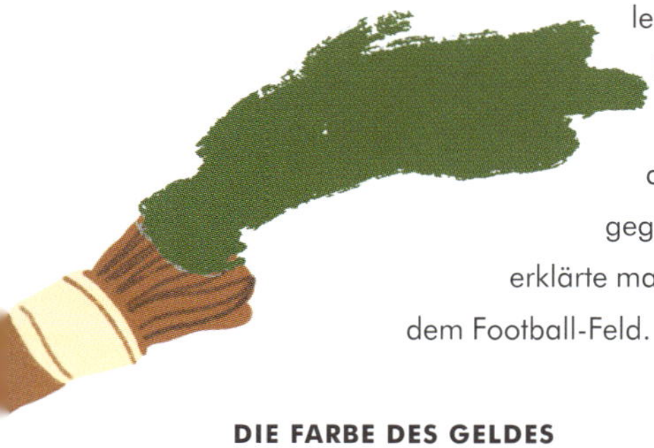

DIE FARBE DES GELDES

Farben sind eine ernste Angelegenheit. Untersuchungen zeigen, dass die Optik unglaublich wichtig für die Kaufentscheidung ist und dass es zu 90 Prozent von der Farbe abhängt, wie wir das Aussehen eines Objekts wahrnehmen. So überrascht es nicht, dass Verpackungsdesigner:innen absolute Expert:innen in Sachen Farbzuordnung sind.

Heutzutage gilt die Farbe Grün als Synonym für Natur, Gesundheit und Wohlergehen. Sie ziert die Verpackungen von diversen Dingen, von Bier bis zu Joghurt, doch sie ist auch vorherrschend bei Verpackungen von Bio-Lebensmitteln. Im Jahr 2000 führte Heinz ein Marketing-Experiment durch und entwarf eine grün verpackte Tomatensoße, die unglaublich lukrativ war (aber auch nicht wenig zuckerlastig). Wir glauben vielleicht, wir wären zu schlau, um auf solch einfache Marketingtricks hereinzufallen, doch die Studie legt etwas anderes nahe.

Bei Farben denken wir oft in Kategorien wie Schönheit und Ästhetik. Doch Farben haben auch eine tiefere Bedeutung und beeinflussen Wahrnehmung und Verhalten, ohne dass wir es merken.

Psychologie-Professor, Andrew Elliot

Die grüne Botschaft kann auch wesentlich subtiler sein. Wissenschaftler:innen baten Freiwillige darum, sich vorzustellen, sie stünden hungrig in der Schlange im Supermarkt und direkt vor ihnen lägen Schokoriegel. Danach wurde ihnen je ein Schokoriegel mit einer grünen und einer roten Nährwertkennzeichnung gezeigt. Ansonsten waren beide identisch; auf beiden Kennzeichnungen stand, dass der Schokoriegel 260 Kalorien enthält.

Das Ergebnis überrascht nicht: Die Leute dachten, der Riegel mit der grünen Kennzeichnung wäre gesünder. Dann zeigten die Wissenschaftler:innen Bilder von identischen Schokoriegeln, der eine jedoch mit einem weißen, der andere mit einem grünen Kalorien-Etikett. Auch hier signalisierte Grün wieder »gesünder«. Je wichtiger den Studien-Teilnehmer:innen eine gesunde Ernährung war, desto eher dachten sie, der Riegel mit dem grünen Etikett wäre die gesündere Wahl. Farbe ist eine ernst zu nehmende Gegnerin.

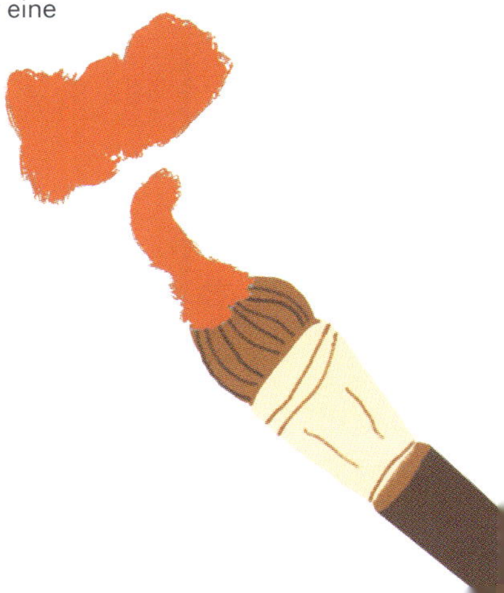

GENIESST DU RUHE UND FRIEDEN DEINER EIGENEN GEDANKEN? ODER SUCHST DU VERZWEIFELT NACH BESCHÄFTIGUNG? VIELE VON UNS GEBEN SICH GROSSE MÜHE, NICHT MIT IHREN GEDANKEN ALLEIN SEIN ZU MÜSSEN.

Es klingt leicht: Du musst einfach nur für fünfzehn Minuten allein in einem Raum auf einem Stuhl sitzen und wach bleiben. Simpel, oder? Psycholog:innen der Universität von Virgina und Harvard haben diese Übung mit Personen zwischen 18 und 77 Jahren ausprobiert und stellten immer das Gleiche fest: Menschen mögen es nicht, nichts zu tun.

Mehr als die Hälfte der Teilnehmenden bewertete die Übung als etwas schwierig oder schwierig. Fast die Hälfte ergänzte, die Übung nicht besonders gemocht zu haben. Sie fanden es weit weniger angenehm, als Magazine zu lesen, Kreuzworträtsel zu lösen oder Musik zu hören. Die Ergebnisse von zwei Teilnehmern mussten von der Studie ausgenommen werden, da in einem Fall ein Wissenschaftler einen Stift im Raum liegen gelassen und der Teilnehmer eine To-do-Liste geschrieben hatte und im zweiten Fall eine Arbeitsanweisung vergessen wurde und der Teilnehmer daraus Origami faltete. In der nächsten Phase der Studie sollten die Personen über bestimmte Themen nachdenken, zum Beispiel ihren nächsten Urlaub planen. Doch auch das brachte sie nicht dazu, die Übung mehr zu genießen.

WIR ALLE HASSEN ES, NICHTS ZU TUN

Die Studienteilnehmer:innen mochten es nicht, längere Zeit allein in einem Zimmer zu verbringen, mit nichts zu tun außer tagträumen. Es scheint, dass wir verzweifelt nach Beschäftigung suchen. Doch würden wir auch eine unangenehme Aktivität gar keiner Aktivität vorziehen? War die Erfahrung, Zeit, aber nichts zu tun zu haben, so schlimm,

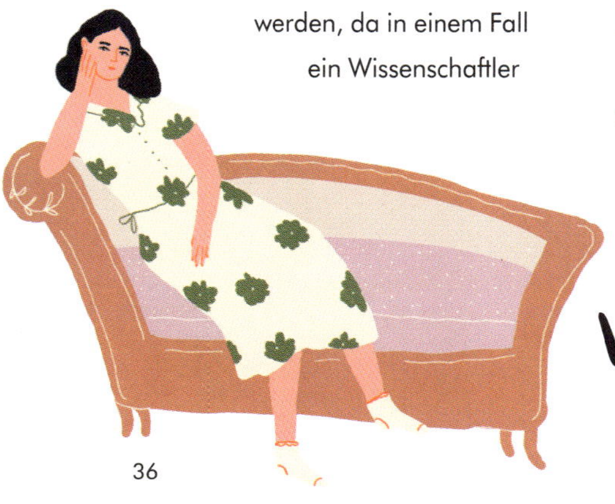

Warum hasse ich

dass man sich lieber selbst Schmerzen zufügen würde? Ja, für manche Personen war es das. Zu Beginn der nächsten Studie wurde den Teilnehmenden ein leichter Elektroschock verpasst. Als sie gefragt wurden, ob der Schock so schlimm war, dass sie dafür zahlen würden, keinen zu bekommen, stimmten 75 Prozent zu. Doch als dieselben Personen dann für fünfzehn Minuten ohne etwas zu tun allein in einem Raum gelassen wurden, gaben sich 67 Prozent der Männer und 25 Prozent der Frauen selbst Elektroschocks, einfach um sich von den eigenen Gedanken abzulenken. Im Schnitt gaben sich die Leute einen oder zwei Schocks, doch ein Mann drückte den Knopf 190 Mal. Die Teilnehmenden zogen einen Elektroschock der Langeweile vor.

WARUM IST ES SO SCHWER, OHNE ABLENKUNG AUSZUKOMMEN?

Die Psycholog:innen der Studie räumten ein, dass sie dachten, die Leute würden sich leicht selbst beschäftigen: Wir haben große Gehirne voller Erinnerungen und die Fähigkeit, die Vergangenheit zu reflektieren, die Zukunft zu planen und imaginäre Welten zu erschaffen. Doch das war eindeutig nicht der Fall. Professor Wilson sagte: »Ich denke, (unser) Geist ist dazu geschaffen, sich mit der Welt zu befassen. Haben wir nichts, auf das wir uns fokussieren können, wissen wir einfach nicht, was wir tun sollen. Ich nehme an, das ist eine Art Kreislauf. Wir würden uns nicht nach diesen Dingen sehnen, wenn wir keine Beschäftigung bräuchten. Doch so viele Möglichkeiten zu haben, verhindert, dass wir lernen, uns zurückzuziehen.«

Können wir die Schuld allein den Sozialen Medien geben? Eher nicht. Studienteilnehmer:innen, die nicht so häufig Soziale Medien nutzten, waren nicht besser im Tagträumen. Zeit zu genießen hat nicht allein etwas mit Sozialen Medien oder Smartphones zu tun, oder dem Alter. Allerdings fanden Wilson und seine Kolleg:innen heraus, dass es einen Zusammenhang gibt zwischen Meditationserfahrung und der Fähigkeit, allein mit seinen eigenen Gedanken glücklich sein zu können. Vielleicht ist es Zeit, mal wieder den Lotus-Sitz zu üben.

es, absolut gar nichts zu tun?

SÜSS WIE EIN … WELPE? KÄTZCHEN? PANDA-BABY? WAS GENAU FINDEN WIR DARAN EIGENTLICH SO SÜSS? UND WARUM ÜBERKOMMT UNS OFT DAS BEDÜRFNIS, ETWAS NIEDLICHES ZU DRÜCKEN?

Warum finde ich Tierbabys so niedlich?

Tierbabys, besonders von Säugetieren, stehen weit oben auf der Niedlichkeitsskala. Als im National Zoo in Washington D.C. Zwillings-Pandababys zur Welt kamen, sahen über die Panda-Cam 868.000 Menschen dabei zu. Es gibt mehr »Süße-Tierbaby«-Webseiten, als man je die Zeit hätte sich anzusehen, und Buzzfeed hat sich sogar an einer ultimativen Liste der süßesten Tierbabys versucht. Falls du dich fragst: Babyotter besiegen Welpen, Kätzchen und Pandababys in Sachen ultimativer Niedlichkeit.

Es überrascht nicht, dass man mit Niedlichkeit auch Geld verdienen kann: Werbung mit niedlichen Kindern oder Tieren gibt es im Überfluss. Niedliche Stofftiere wurden mit der Zeit immer niedlicher. So verpasste man dem bescheidenen Teddybär mit der langen Schnauze im Laufe des 20. Jahrhunderts eine kurze Schnauze und eine hohe Stirn. Genauso veränderte sich Micky Mouse in den letzten 50 Jahren – und heute hat er einen größeren Kopf und wesentlich größere Augen. Man kann sich heute Disney- oder Pixar-Figuren gar nicht mehr ohne gigantische Augen vorstellen, egal ob Meerjungfrauen, Prinzessinnen, Fische, Ameisen, Monster, Gefühle oder Autos.

Und auch Anime-, Manga- oder Pokémon-Charaktere haben häufig ausgeprägte Merkmale, vor allem große Augen. Japan hat die Niedlichkeit auf ein ganz neues Level gebracht. Seit Hello Kitty 1974 das erste Mal Hallo gesagt hat,

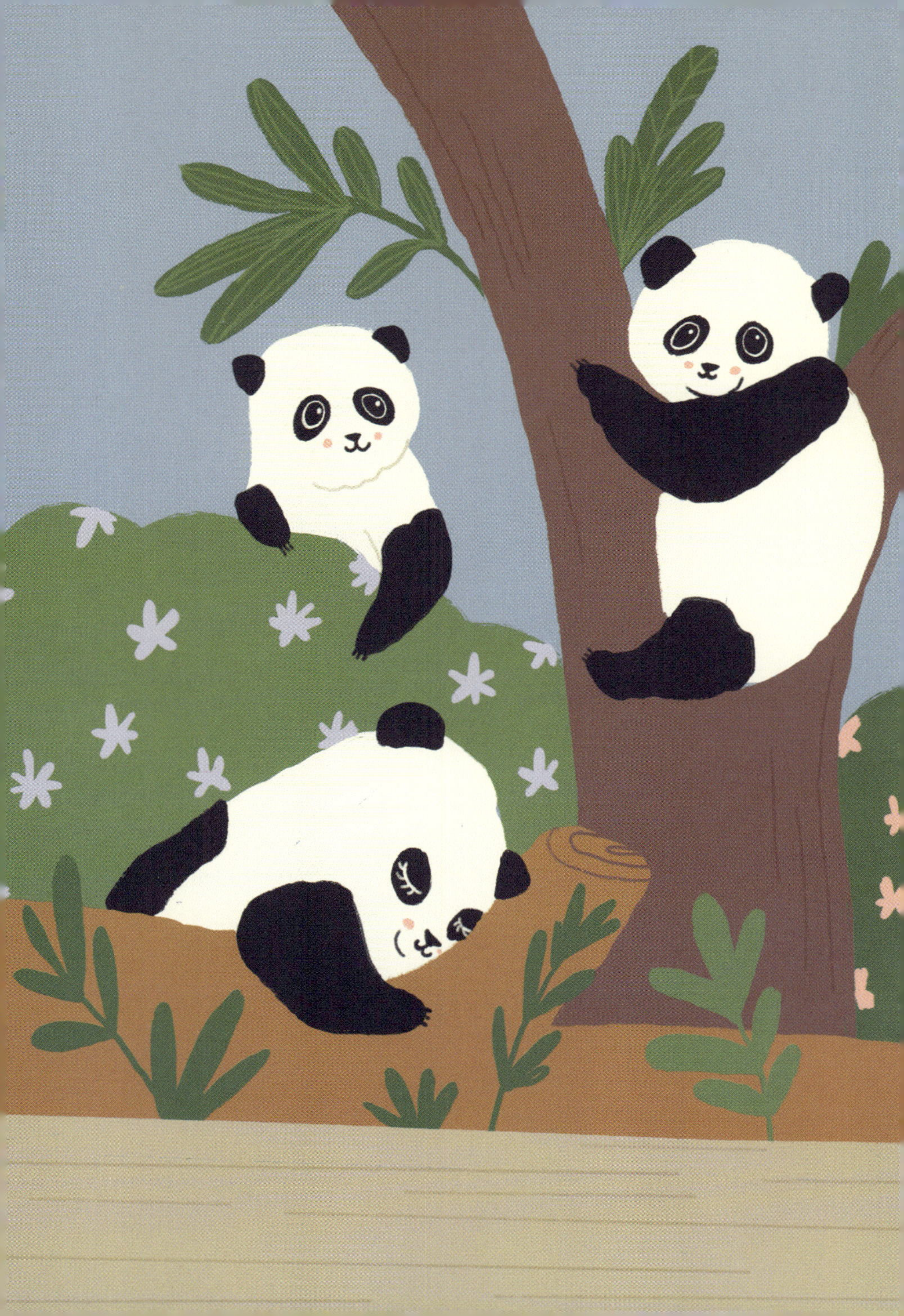

ist Kawaii (vereinfacht als »niedlich«, »liebenswert« oder »entzückend« übersetzt) zu einer tragenden Säule japanischer Pop-Kultur geworden. Doch wie definiert man »niedlich«?

BABYFACE

Niedliches hat nicht nur gigantische Augen gemeinsam. Es gibt eine Vielzahl anderer Merkmale, die wir als niedlich betrachten: ein großer Kopf (Hello Kittys Kopf ist doppelt so groß wie ihr Körper), eine kleine »Knopf«-Nase, dicke Wangen und eine ausgeprägte Stirn. Untersuchungen zeigen, dass die Kombination dieser Merkmale so gut wie universell als niedlich betrachtet wird. Warum aber reagieren wir so stark auf diese Gesichtsmerkmale? Weil es die gleichen sind wie bei Menschenbabys.

> *Wo es darum geht, ein emotionales Bedürfnis zu befriedigen, kommt Kawaii ins Spiel.*
>
> Anthropologie-Professorin, Christine Yano

1943 bezeichnete Konrad Lorenz diese Merkmale als Kindchenschema. Untersuchungen aus den 1970er Jahren zeigen, dass wir Babys mit ausgeprägten Merkmalen schöner finden, dass wir niedliche Babys gerne betrachten und dass sie uns zum Lachen bringen. Lorenz nahm an, dass diese körperlichen Merkmale Verletzlichkeit signalisieren und unseren elterlichen Instinkt wachrufen.

Wir sind darauf programmiert, uns um niedliche Dinge zu kümmern. Das ergibt Sinn: Wenn wir nicht den Zwang entwickelt hätten, uns um komplett hilflose Neugeborene zu kümmern, hätte die Menschheit wohl nicht lange überlebt. Männer und Frauen können übrigens gleich gut einschätzen, wie alt ein Baby ist und ob es glücklich aussieht. Frauen sind jedoch viel besser darin, verschiedene Niedlichkeitsstufen gemäß den »Niedlichkeitsmerkmalen« einzuordnen. Und man muss keine Kinder haben, um das überwältigende Gefühl zu kennen, sich um ein niedliches Baby kümmern zu wollen.

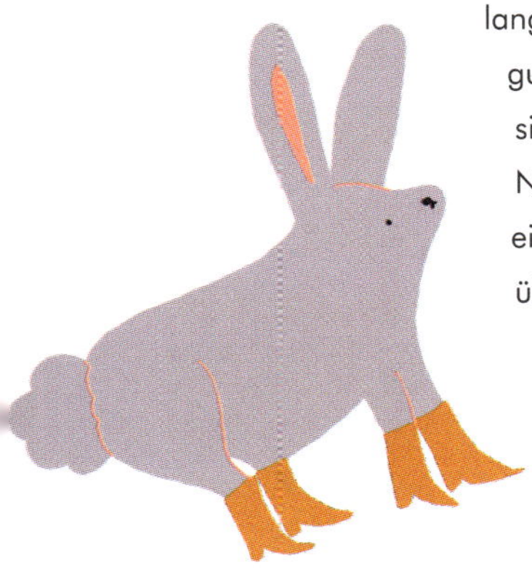

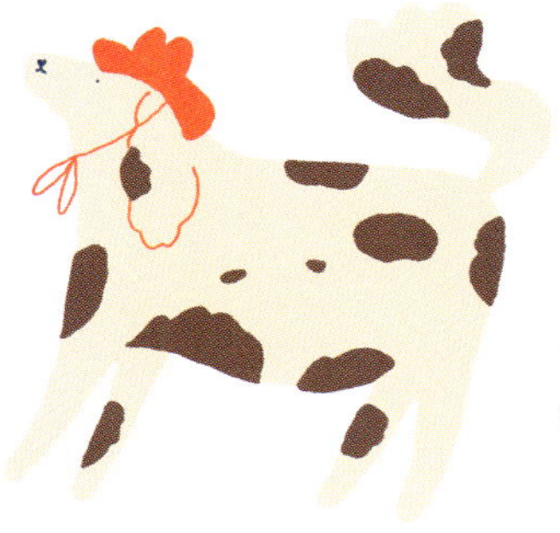

Bei neueren Untersuchungen wurde aufgezeichnet, was im Gehirn einer kinderlosen Frau passiert, wenn sie sich Fotos von niedlichen Babys ansieht, wobei herauskam, dass Teile des Belohnungszentrums aktiviert werden: Wir sind wirklich darauf geeicht, auf Niedlichkeit zu reagieren.

FÜRSORGE, KONZENTRATION ... UND LUFTPOLSTERFOLIE

Etwas Niedliches zu sehen weckt in uns nicht nur das Bedürfnis, uns um ein Baby zu kümmern. Man weiß, dass wir uns auch besser fühlen, wenn wir etwas Niedliches betrachten: Untersuchungen fanden heraus, dass es glücklicher macht, sich im Internet Katzen anzusehen. Und auch, dass wir mehr auf Details achten, uns mehr fokussieren und uns vorsichtiger verhalten, wenn wir uns süße Bilder ansehen. Ganz genau: Süße Bilder auf Instagram anschauen kann deine Konzentration fördern und dich sogar produktiver machen. Aber anders als du vielleicht glaubst, kann uns etwas Niedliches auch aggressiv machen. Hattest du schon einmal den Drang, in die dicken Wangen eines Babys zu kneifen? Ein Kätzchen fast zu Tode zu drücken? Dadurch, dass niedliche Dinge meist schutzlos sind, kommt es einem seltsam vor, dass sie einen etwas sagen lassen wie: »Du bist zum Fressen süß!« Forscher:innen vermuten, dass diese Aggression von Frustration kommt: Wir können unser intensives Bedürfnis danach, uns um das niedliche Wesen vor uns zu kümmern, nicht befriedigen, was zu einer aggressiven Reaktion führt. Und falls du dich wunderst: Ja, Forscher:innen haben das ultimative Experiment durchgeführt. Uns süße Bilder anzusehen bringt uns dazu, mehr Blasen an einer Luftpolsterfolie zum Platzen zu bringen.

Warum habe ich das

In einer aktuellen Studie wurde FOMO (Fear of Missing Out) definiert als »das unbehagliche und manchmal überwältigende Gefühl, etwas zu verpassen – dass es Gleichaltrigen besser geht, da sie mehr wissen oder mehr bzw. etwas Besseres besitzen als man selbst«. Kommt dir bekannt vor? Viele Leute schreiben über ihre FOMO-Erfahrungen, und laut einer Umfrage leidet ein Viertel aller Erwachsenen und die Hälfte aller Jugendlichen darunter. Untersuchungen zufolge ist FOMO altersunabhängig und steht in Verbindung mit Einsamkeit und einem geringen Selbstwertgefühl. Oft wird sie auch von einem Gefühl der Inkompetenz und geringer Autonomie und Verbundenheit zu anderen begleitet. Mit FOMO gehen Besorgnis, Ruhelosigkeit und Minderwertigkeitsgefühle einher. Sie bringt uns dazu, immer wissen zu wollen, was gerade wo los ist. Und seit den Sozialen Medien können wir uns 24 Stunden am Tag über andere erkundigen.

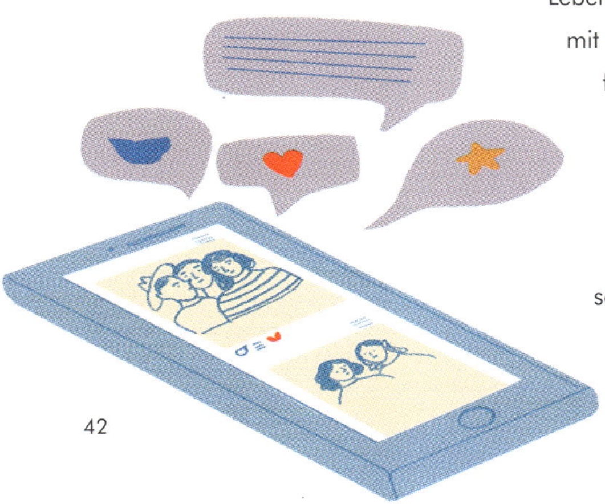

IST DAS GRAS AUF FACEBOOK GRÜNER?

Eine Welt ohne Soziale Medien ist schwer vorstellbar. Im Schnitt interagieren wir mehr als 2.500 Mal am Tag mit unserem Smartphone. Man weiß zudem, dass Menschen, die extreme Formen von FOMO durchleben, Soziale Medien eher nutzen.

Warum? Dort vergleichen wir unser Leben und unsere Fortschritte eher mit denen anderer. Und das ist kein fairer Vergleich: Wir kennen jedes chaotische, ungeschönte Detail unseres Lebens. Doch unser Blick auf die Leben anderer ist wie ein Best-of-Zusammenschnitt: sorgfältig zusammengestellt und aufbereitet.

FÜHLST DU DICH MANCHMAL ÜBERGANGEN? HAST DAS GEFÜHL, JEDER ANDERE HAT EIN AUFREGENDERES LEBEN, ERLEBT INTERESSANTERE DINGE ALS DU? DAS IST DIE ANGST, ETWAS ZU VERPASSEN, AUCH BEKANNT ALS FOMO.

Gefühl, etwas zu verpassen?

FOMOS FRÜHE ANFÄNGE

Man könnte meinen, FOMO wäre ein neueres Phänomen, doch in gewisser Weise haben wir wohl schon immer darunter gelitten – Soziale Medien haben das bloß verschärft. Früher hing unser Überleben von unserem sozialen Wesen ab. Es war lebensnotwendig, dass wir uns über potenzielle Bedrohungen sowohl für uns als auch unser Volk bewusst waren. »Auf dem Laufenden zu sein« war unabdingbar. Wir mussten wissen, wo man Essen fangen und anbauen konnte, wer krank war und wer in welcher Situation helfen konnte. Wir entwickelten uns dahin, die Leute um uns immer im Auge zu haben. Die Sache ist ganz einfach: Wir versuchen heute, zu viele Leute im Auge zu behalten, und haben keinen realistischen Blick auf das Leben anderer.

Es gibt in der Regel zwei Reaktionen auf FOMO: Entweder man nimmt jede Gelegenheit wahr oder gar keine. Zu allem Ja zu sagen führt zu Überforderung und einem unmöglich einzuhaltenden Terminplan. Doch nie Ja zu sagen (auch, um sich alles offenzuhalten) ist genauso problematisch und führt womöglich dazu, dass man aus Angst, die falsche Wahl zu treffen, gar nichts mehr tut. Dann endet man in einem Zustand körperlicher Anspannung und versucht, alles mitzubekommen, was man möglicherweise verpasst.

Wie können wir FOMO bewältigen? Die Antwort ist keine Raketenwissenschaft. Wir müssen unser Telefon ausschalten, uns der unrealistischen Darstellungen in den Sozialen Medien bewusst werden und dem Aufmerksamkeit schenken, was um uns herum geschieht. Das Einzige, was wir wirklich verpassen, wenn wir von FOMO beherrscht werden, ist unser eigenes Leben. Und mittlerweile genießen viele Leute den Zustand des JOMO – *the joy of missing out*.

HATTEST DU JE DAS GEFÜHL, JEMAND WÜRDE DICH ANSTARREN, UND ALS DU DICH UMGEDREHT HAST, WAR ES TATSÄCHLICH SO? IST ES MÖGLICH ZU FÜHLEN, DASS MAN BEOBACHTET WIRD?

Warum fühle ich mich beobachtet?

Man sagt, die Augen sind die Fenster zur Seele: Augenkontakt ist eine der mächtigsten Ausdrucksformen des Menschen. Anders als bei allen anderen Primaten machen es menschliche Augen sehr deutlich, wohin wir schauen: das Weiß um die farbige Iris enthüllt es selbst aus der Ferne. Bei den meisten anderen Tieren nimmt die Iris fast das ganze Auge ein, oder der Bereich um die Iris ist dunkler. So oder so ist es sehr schwierig zu erkennen, wohin ein tierisches Auge sieht, was sich vielleicht entwickelt hat, um es Feinden zu erschweren, die Blickrichtung potenzieller Beute zu erkennen.

Vom ersten Tag an wollen Babys direkt angesehen werden. Und schon früh reagiert unser Gehirn eher auf Gesichter, die uns direkt ansehen, als auf die, die wegschauen (siehe Seite 96). Wir haben ein »Blick-Detektor«-System – ein Nervengeflecht in unserem Gehirn, das leicht darauf reagiert, ob uns jemand direkt an- oder an uns vorbei sieht. Forscher:innen vermuten, dass wir so auf den direkten Blick anderer getrimmt sind, da dieser die Grundlage menschlichen Miteinanders und sozialen Verhaltens bildet.

SECHSTER SINN?

Doch was ist mit dem Gefühl, beobachtet zu werden? Laut Umfragen geben 94 Prozent der Befragten an, dass sie dieses Gefühl schon einmal hatten und

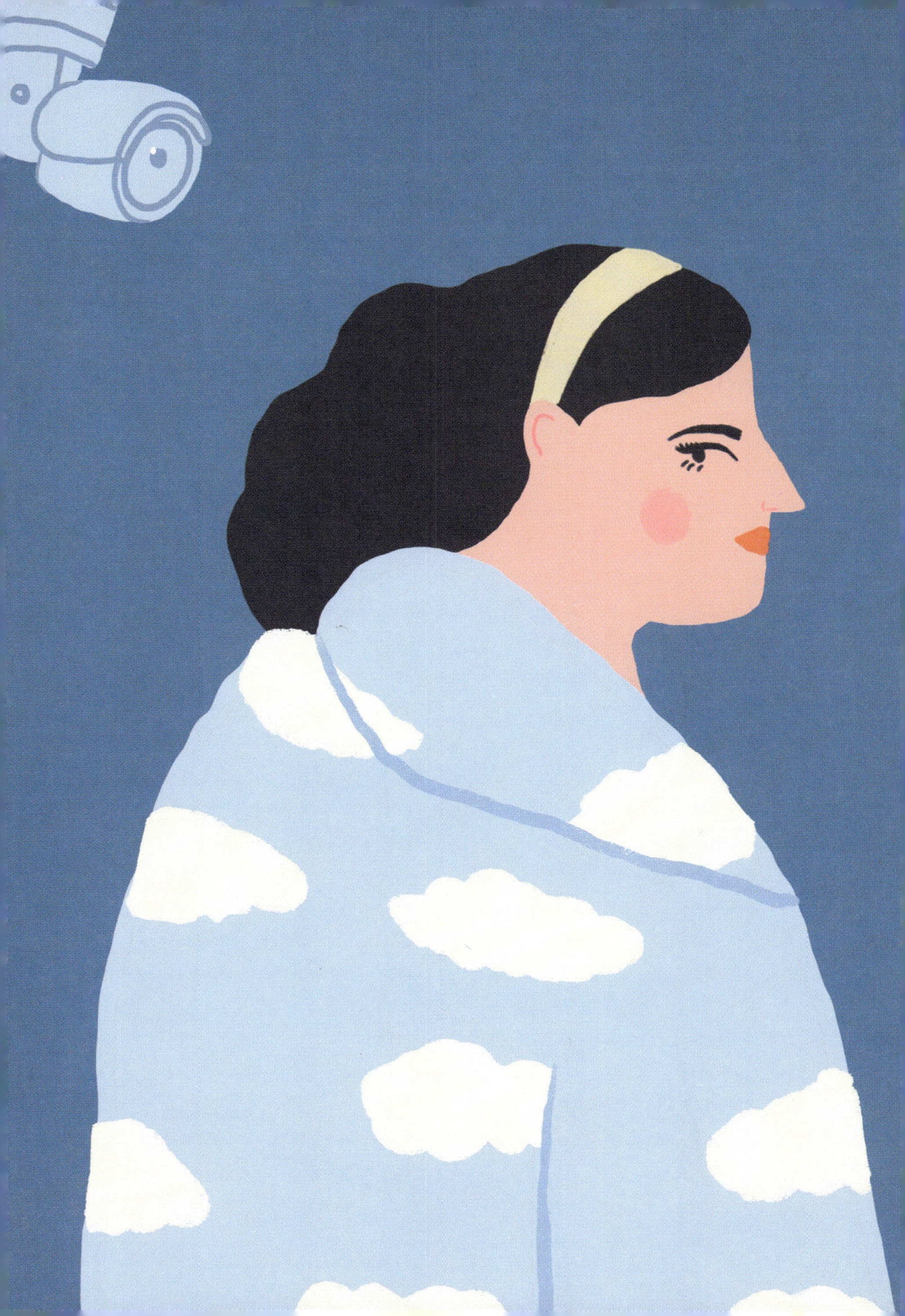

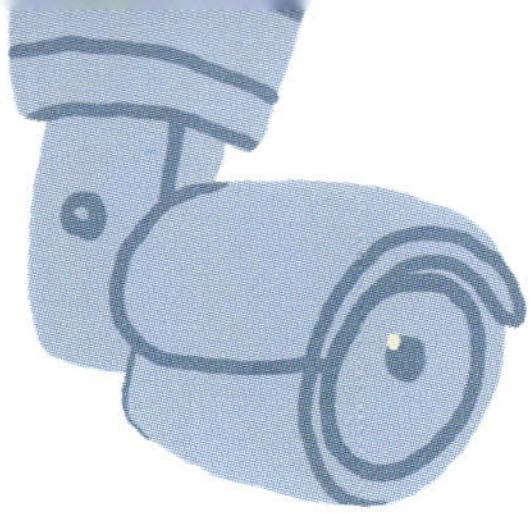

es sich als richtig herausgestellt hat. Wenn du das selbst schon erlebt hast, weißt du, dass es sich wie eine außersinnliche Wahrnehmung oder ein sechster Sinn anfühlt. Das Phänomen wurde in einer Vielzahl von Studien untersucht, zum ersten Mal wohl 1898.

Frühe Untersuchungen verwarfen die Idee, dass die Leute einfach nur nervös waren, was hinter ihnen vor sich geht. Es gibt noch weitere simple mögliche Erklärungen. Es könnte sein, dass du in deinem peripheren Sichtfeld verräterische Anzeichen dafür wahrnimmst, dass jemand in deine Richtung sieht. Wir reagieren sehr sensibel auf Körpersprache. Wenn eine Person mit dem Körper abgewandt zu uns steht, doch in unsere Richtung schaut, ist das ein unmittelbares Zeichen, dass sie uns anschauen könnte. Wir schauen zumindest hoch, um mehr Informationen zu bekommen.

Es könnte auch eine sich selbst erfüllende Prophezeiung sein: Wenn du nervös bist, dass dich jemand beobachten könnte, fängst du vielleicht an herumzuzappeln. Deine Bewegungen allein machen es wahrscheinlicher, dass tatsächlich jemand in deine Richtung sieht. Es ist auch möglich, dass das Aufsehen von deinem Smartphone, während du im Zug sitzt und dich beobachtet fühlst, dein Gegenüber dazu bringt, auch aufzusehen. Wenn sich eure Blicke treffen, könntest du fälschlicherweise davon ausgehen, dass die Person dich schon länger ansieht. Untersuchungen zeigen, dass wir darauf getrimmt sind zu glauben, dass andere uns ansehen, auch wenn sie es nicht tun. Die These besagt, dass wir diese Art zu denken entwickelt haben, damit wir uns vor Gefahr hüten und bereit zum Handeln sind.

Doch es gibt auch eine viel faszinierendere Möglichkeit: Vielleicht hat unser Gehirn den Blick eines anderen bemerkt, ohne dass wir etwas gesehen haben.

DEIN GEHIRN SCHAUT ZU

Der Beweis für diesen leicht irritierenden Gedanken liefert eine Studie unter Personen, deren visueller Kortex durch eine Verletzung des Gehirns zerstört wurde. Dies ist der Bereich deines Gehirns, der visuelle Informationen verarbeitet und deine Sicht auf die Welt abbildet. Eine faszinierende Studie gibt die Erfahrungen eines Mannes wieder, der »kortikal blind« ist. Zwar sind seine Augen voll funktionsfähig und senden Informationen an sein Gehirn, doch sein visueller Kortex wurde durch zwei Schlaganfälle beschädigt. Dadurch fehlt ihm das, was wir uns in der Regel unter »Sehvermögen« vorstellen. Doch was nehmen unsere Augen jenseits dessen wahr, was unser Sehvermögen uns zeigt? Eine ganze Menge. Wissenschaftler:innen nennen diese extrem seltene Erkrankung »Blindsehen«.

Auch wenn dieser Mann (mit dem Kürzel TN) nichts sehen kann, zeigten Forscher:innen ihm Bilder von Gesichtern, von denen einige ihn direkt ansahen und andere wegsahen. Gleichzeitig maßen sie seine Amygdala-Aktivität – den Bereich des Gehirns, der für Gesichtserkennung und Emotionen verantwortlich ist. Auch wenn TN die Bilder nicht bewusst wahrnahm und nicht sagen konnte, worin der Unterschied lag, war seine Amygdala aktiver beim Zeigen von Gesichtern, die ihn direkt ansahen. Sein Gehirn wusste, wenn er angesehen wurde, auch wenn er das Gesicht nicht sehen konnte.

Wir wissen zwar ganz automatisch, ob andere uns ansehen, doch das ist nicht so simpel. Unser Gehirn muss hinter den Kulissen eine ganze Menge leisten.

Psychologie-Professor, Colin Clifford

Die Augen einer blindsehenden Person empfangen weiterhin Licht, das als Informationen auf Nervenbahnen an den visuellen Kortex gesendet wird. Doch weil dieser beschädigt ist, kann die Information nicht korrekt verarbeitet werden. Dadurch kann eine blindsehende Person zwar bewusst nichts wahrnehmen, was die anderen Bereiche des Sehzentrums im Gehirn jedoch nicht davon abhält, das zu registrieren, was von den Augen aufgenommen wird, und darauf zu reagieren.

Zu was für außergewöhnlichen Tricks unser Gehirn imstande ist! Es könnte sein, dass wir den Blick anderer auf uns spüren können, ohne sie tatsächlich zu sehen, solange sie sich in unserem weiteren Sichtfeld befinden. Was das gruselige Gefühl, beobachtet zu werden, erklären könnte.

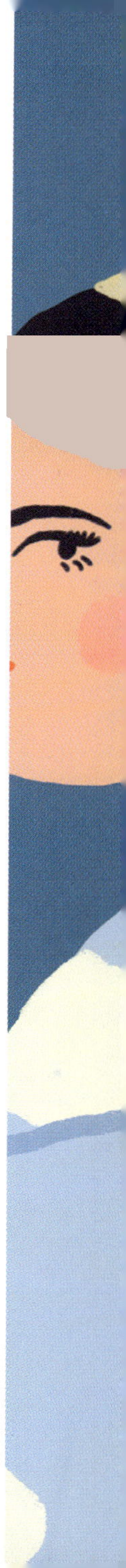

WIE VIELE FREUND:INNEN HAST DU AUF FACEBOOK? WIE VIELE VON IHNEN WÜRDEST DU ALS »ECHT« BEZEICHNEN? WAHRSCHEINLICH KANNST DU DEINE ENGSTEN FREUNDE UND FREUNDINNEN AN EINER HAND ABZÄHLEN.

Warum hat jeder, den ich

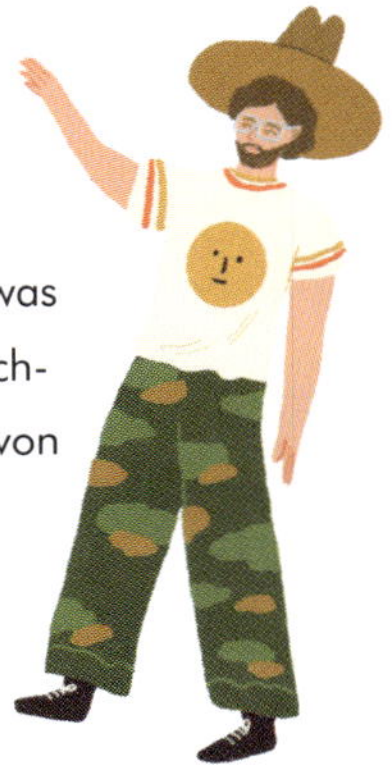

Evolutionspsychologe Robin Dunbar hat 50 Jahre lang Primaten studiert. In den 1990ern untersuchte er die Beziehung zwischen Gruppengröße und Gehirngröße verschiedener Primatenarten. Vor allem einen Bereich des Gehirns schaute er sich genau an: den Neocortex, der auch an Sprache und Entscheidungsfindung beteiligt ist. Wie sich herausstellte, ist die Größe des Neocortex ein guter Indikator zur Bestimmmung der Gruppengröße von Affen.

Als Nächstes wendete Dunbar diese Theorie auf den Menschen an und legte eine eindeutige Prognose vor: bezogen auf die Größe unseres Neocortex, sollten wir zu höchstens 150 Menschen eine echte soziale Bindung eingehen können.

Laut Dunbar haben wir nicht genügend Raum im Gehirn – oder Zeit –, um zu mehr Menschen soziale Bindungen zu pflegen. Diese Prognose von 150 Beziehungen wurde bekannt als Dunbar-Zahl. Doch was verstand Dunbar unter einer echten sozialen Bindung? Die Art von Beziehung zu Menschen, bei denen du dich nicht schämen würdest, dich uneingeladen auf einen Drink zu ihnen zu gesellen, wenn du sie zufällig in einer Bar triffst.

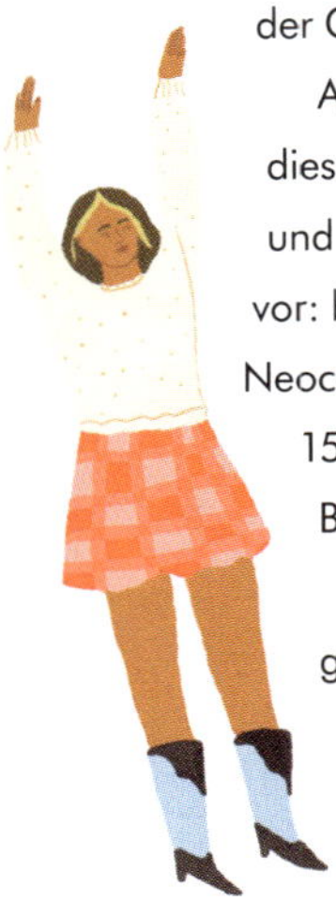

DIE DUNBAR-ZAHL

Es ist strittig, wie exakt die Dunbar-Zahl zutrifft. Viele Forscher:innen haben Aspekte von Dunbars Theorie kritisiert. Doch in bestimmten Fällen trifft die Dunbar-Zahl zu. Viele traditionelle Jäger-Sammler-Gesellschaften zählen um die 150 Mitglieder, und laut einer britischen Studie verschicken Menschen im Durchschnitt 120–150 Weihnachtskarten.

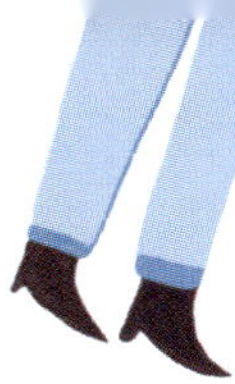

kenne, mehr Freunde als ich?

Neuere Ergebnisse legen jedoch nahe, dass wir eher in Dunbar-Ebenen statt Dunbar-Zahlen denken sollten. Die meisten von uns haben etwa fünf vertraute Freund:innen, inklusive eines möglichen Liebespartners, und 15 beste Freund:innen. Davon ausgehend haben wir 150 Freund:innen, 500 Bekannte und insgesamt 1.500 Menschen, die wir beim Namen nennen können.

BETREIBE SOZIALES NETZWERKEN

Soziale Netzwerke haben viel verändert, wenn es darum geht, wie viele Freund:innen wir haben können. Wir können in kürzester Zeit all unsere Neuigkeiten an Hunderte oder Tausende Menschen schicken. Wir sind beim Leben anderer immer auf dem neuesten Stand, wenn wir nur lange genug scrollen. Doch eine Befragung unter 450 Studierenden zeigt, dass viele von ihnen zwar 300 oder mehr Facebook-Freunde haben, dass sie jedoch nur etwa 75 von ihnen als »echt« bezeichnen würden.

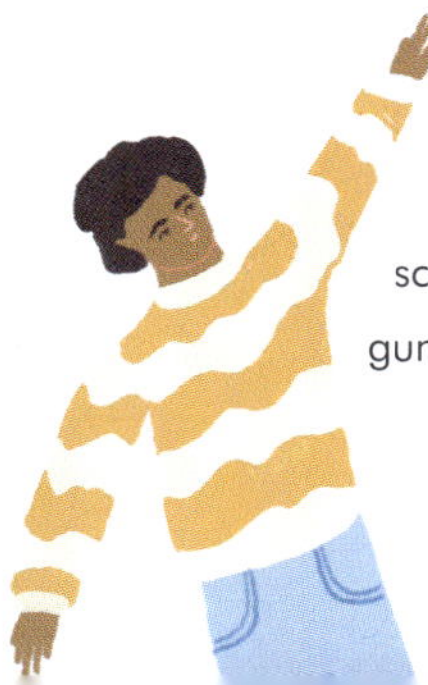

Eine 2016 durchgeführte Studie befragte mehr als 3.000 Menschen zu ihren Facebook-Freunden. Im Schnitt hatten diese 150 bis 200. Doch als sie gefragt wurden, an wie viele dieser Personen sie sich in einer Krise wenden könnten, war die Antwort vier. Wie viele würden in einer schwierigen Zeit echtes Mitgefühl zeigen? Vierzehn.

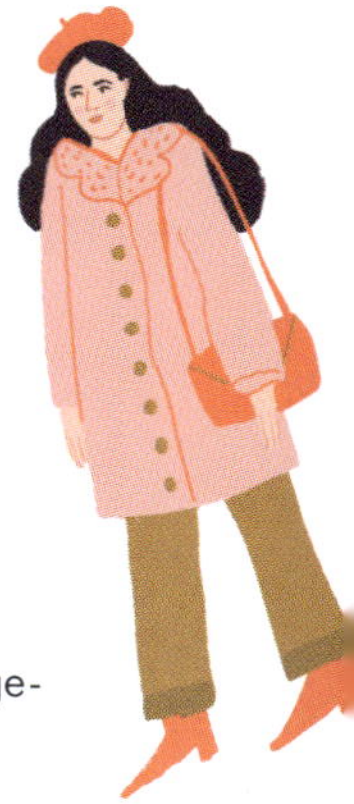

Die Qualität unserer Beziehungen steht in direkter Verbindung mit der Zeit, die wir in andere investieren, und wir haben schlicht keine Zeit, Hunderte von Freundschaften zu pflegen. Vielleicht rufst du das nächste Mal also besser einen Freund an, statt dich auf Facebook herumzutreiben.

FÜHLST DU DICH, ALS WÜRDE DIR JEDEN MOMENT JEMAND AUF DIE SCHULTER KLOPFEN UND DICH FRAGEN, WAS ZUM TEUFEL DU DA EIGENTLICH GERADE TUST? HALLO, IMPOSTOR-SYNDROM!

Warum fühle ich mich, als würde ich bald auffliegen?

1978 beobachteten die Psychologinnen Pauline Rose Clance und Suzanne Imes ein Phänomen unter erfolgreichen Frauen: das Impostor-Syndrom. Fünf Jahre Forschung hatten gezeigt, wie viele von ihnen glaubten, ihr Erfolg könnte bloß eine Sache von Glück, Zufall oder Fehlern in Auswahlverfahren sein. Diese Frauen waren sich sicher, dass ihre Fähigkeiten überbewertet wurden. Clance erstellte eine Skala, um die Erfahrung mit dem Impostor-Syndrom quantifizieren zu können. Seither wurde es von Forscher:innen studiert, und heute wissen wir ziemlich viel darüber. Zwar wurde das Impostor-Syndrom zuerst an Frauen beobachtet, doch heute weiß man, dass es genauso Männer betreffen kann. Eine Studie unter Hochschullehrer:innen (ein Beruf, in dem das Impostor-Syndrom sehr verbreitet ist) fand heraus, dass Männer sogar häufiger darunter leiden.

Untersuchungen belegen, dass 70 Prozent aller Leute mindestens einmal im Leben das Gefühl haben, ein:e Hochstapler:in zu sein. Dabei ist wichtig, darauf hinzuweisen, dass dieses Phänomen nach medizinischer Definition kein wirkliches Syndrom ist. Clance zufolge würde sie es, könnte sie die Zeit zurückdrehen, Impostor-Erfahrung nennen, da fast jeder darunter leidet und es keine psychische Erkrankung ist.

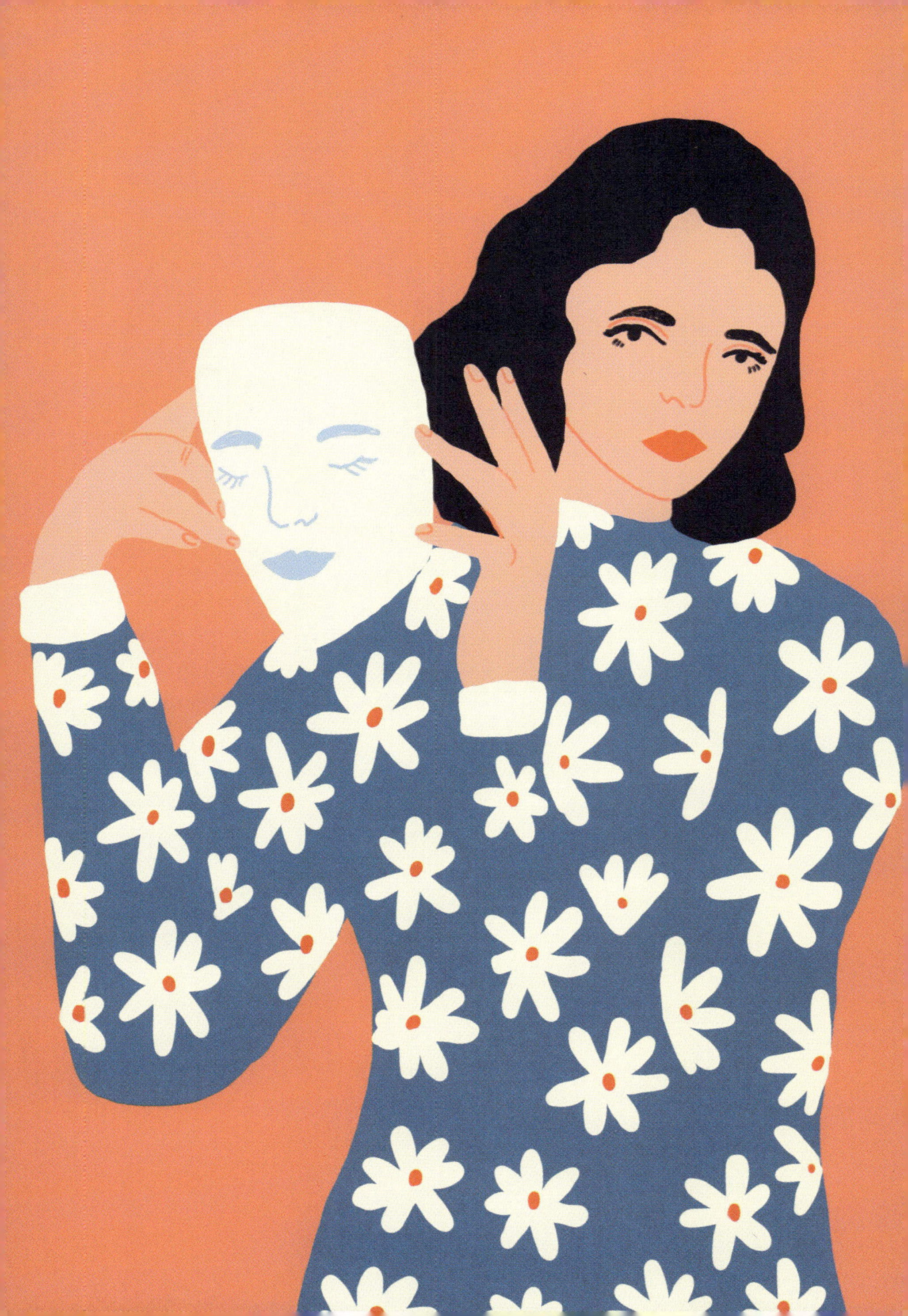

Menschen, die sich nicht wie Hochstapler fühlen, sind weder intelligenter noch fähiger als der Rest von uns. Das sind gute Nachrichten, denn wir müssen einfach nur lernen, wie Nicht-Hochstapler zu denken.

Dr. Valerie Young

EINMAL FÜR ALLE, BITTE

Ein wichtiger Aspekt des Impostor-Syndroms ist, dass jede:r Einzelne von uns glaubt, als Einzige:r darunter zu leiden. Wir lauschen dem inneren Monolog des Selbstzweifels und gehen irrtümlich davon aus, wir wären allein damit. Doch in Wahrheit fühlen sich die meisten Menschen zumindest hin und wieder so. Wenn Olivia Fox Cabane jedes Jahr Austauschstudent:innen der notorisch hochselektiven Harvard Business School fragt: »Wer von euch hat das Gefühl, der eine Fehler zu sein, den der Zulassungsausschuss gemacht hat?«, heben etwa zwei Drittel die Hand. (Und natürlich ist es irgendwie beängstigend, die Möglichkeit in Betracht zu ziehen, dass alle um uns herum bloß improvisieren. Wir möchten gerne glauben, dass die Leute, die Flugzeuge fliegen, Operationen durchführen, Gerichtsurteile fällen oder unsere Regierung bilden, hochkompetent sind.)

Menschen mit Impostor-Syndrom haben einige Gemeinsamkeiten. Die Mehrheit der »Hochstapler:innen« erfüllt trotz ihrer gefühlten Inkompetenz erfolgreich ihre Arbeitsanforderungen. Tatsächlich sind viele von ihnen Leistungsträger:innen, die es nicht schaffen, ihren Erfolg zu verinnerlichen. Trotz ausreichend objektiver Belege ihrer Leistungen fühlen sich »Hochstapler:innen«, als würden sie nur so tun als ob, und haben Angst, sie könnten entlarvt werden.

Andere Merkmale des Impostor-Syndroms sind Versagensangst, die Neigung, den eigenen Erfolg Glück, Fehlern oder Charme zuzuschreiben, und das Gefühl, einen falschen Eindruck auf andere gemacht zu haben. Menschen, die darunter

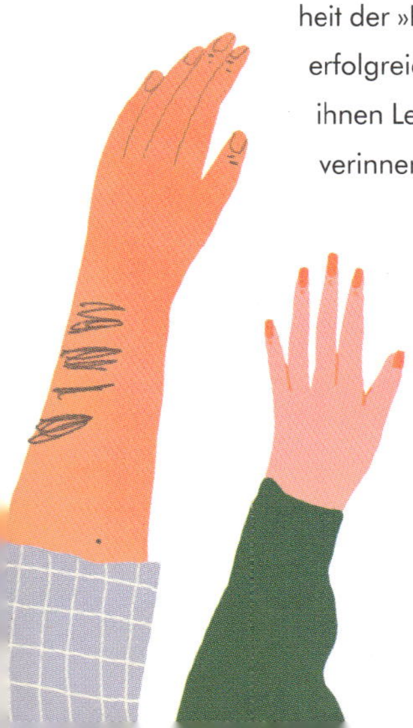

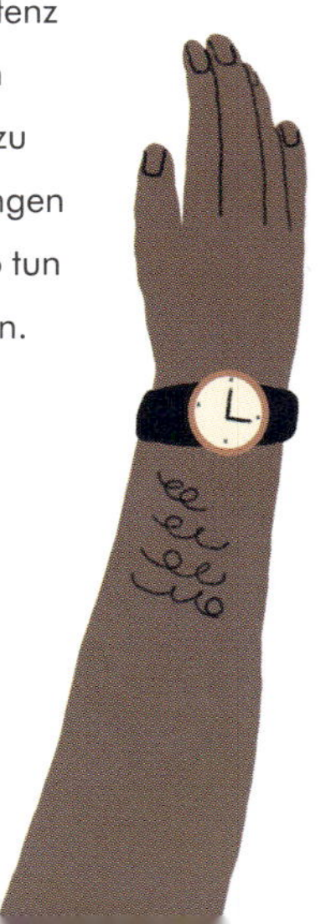

leiden, sind womöglich Perfektionist:innen, doch sie neigen auch zu Prokrastination und erleben oft Angstzustände. »Hochstapler:innen« haben oft das Gefühl, sie müssten herausstechen und im Vergleich zu anderen die absolut Besten sein. Interessanterweise sehnen sich Menschen mit Impostor-Syndrom nach Lob und Anerkennung, fühlen sich jedoch unwohl, wenn sie es bekommen (weil sie glauben, es nicht zu verdienen).

Auch wenn Männer und Frauen gleichermaßen am Impostor-Syndrom leiden können, so reagieren sie doch unterschiedlich: Frauen arbeiten in der Regel härter, um sich zu beweisen, wohingegen Männer dazu neigen, Situationen zu meiden, in denen ihre Schwäche erkannt werden könnten.

FAKE IT 'TIL YOU MAKE IT

Der häufigste Ratschlag, wie man mit Gefühlen der Unzulänglichkeit umgehen soll, lautet: »Fake it 'til you make it.« Tu selbstbewusst und überzeugt und ignoriere die nagenden Zweifel. Das ist kein schlechter Rat, doch es könnte ziemlich lange dauern, bis wir glauben, es geschafft zu haben. Die frustrierende Ironie des Impostor-Syndroms ist, dass wir immer wieder Neues lernen müssen, je älter und erfahrener wir werden, und daher immer wieder glauben, improvisieren zu müssen. Besser in seiner Arbeit zu werden ist keine Garantie dafür, das Impostor-Syndrom zu bewältigen.

Weitere Ratschläge sind zum Beispiel, zu üben, Komplimente anzunehmen, mit anderen über seine Gefühle zu sprechen und sich daran zu erinnern, dass es ganz normal ist, sich wie ein:e Betrüger:in zu fühlen. Es kann auch hilfreich sein, sich darauf zu konzentrieren, was man gerade lernt, statt darauf, wie man sich dabei macht. Das ist die Mindset-Theorie: Fokussierst du dich darauf, wie du dich anstellst, siehst du jeden Fehler als Beweis für deine Unzulänglichkeit an. Doch bei einem dynamischen Selbstbild sind Fehler einfach Teil deines unvermeidlichen Lernprozesses.

Und wenn nichts hilft, nimm dir die Worte der Außerordentlichen Professorin Jessica Collett zu Herzen, einer Expertin auf diesem Gebiet: »Vom Impostor-Syndrom sind häufig extrem talentierte und fähige Personen betroffen, und keine echten Hochstapler.«

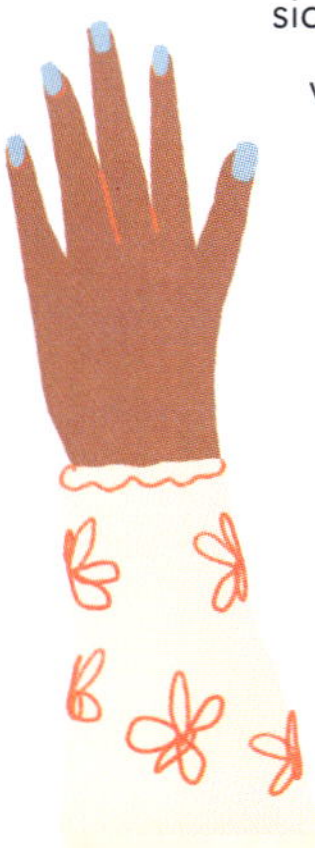

ÜBUNG MACHT DEN MEISTER. ABER WIE VIEL ÜBUNG? MANCHE GLAUBEN AN DIE 10.000-STUNDEN-REGEL, DIE BESAGT, DASS DU MIT 10.000 STUNDEN ÜBUNG EXPERT:IN VON FAST ALLEM WERDEN KANNST. WO IST DER HAKEN?

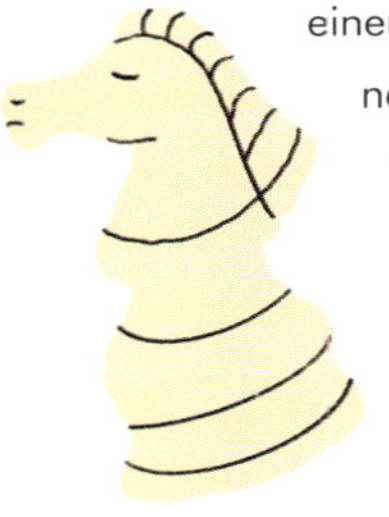

1993 hat der schwedische Psychologe Anders Ericsson mit seinen Kolleg:innen die Übungsgewohnheiten eines Geigenspielers untersucht, der Unterricht an einer Berliner Musikakademie nahm. Sie wollten verstehen, was einen brillanten Geiger, im Gegensatz zu einem sehr guten Geiger, ausmachte. Ihr Ergebnis: Mit weniger als zehn Jahren Übung wird niemand zum Virtuosen oder zur Virtuosin. Und je mehr man übt, desto besser wird man wahrscheinlich.

DIE MAGISCHE ZAHL

Wo kommen also die 10.000 Stunden her? Laut Ericssons Studie hatten die besten Geiger:innen bis zu ihrem 20. Lebensjahr im Schnitt 10.000 Stunden geübt. Die sehr guten Geiger:innen hingegen nur 7.800 Stunden. 2008 veröffentlichte Malcolm Gladwell sein Buch *Outliers* (*Überflieger*), in dem er untersucht, warum Überflieger wie Bill Gates und die Beatles derart erfolgreich waren. Die Lösung? Laut Gladwell 10.000 Stunden Übung. Die Beatles spielten zum Beispiel zwischen 1960 und 1964 Tausende von Liveshows in Hamburg, mit dem Ergebnis, dass sie mehr als 10.000 Stunden aufgetreten waren, bevor sie nach England zurückkehrten. Die 10.000-Stunden-Regel entwickelte ein Eigenleben und wurde schnell zur Faustregel, zu einer magischen Grenze. Wie schwierig ist es, diese Grenze zu erreichen? Vier Stunden am Tag üben, fünf Tage die Woche, zehn Jahre lang – und du erreichst sie.

Doch die Forschung hat die 10.000-Stunden-Regel zerschlagen – es überrascht nicht, dass der Weg zum Erfolg nicht ganz so einfach ist. Zunächst ignoriert sie die Tatsache, dass es verschiedene Arten des Übens gibt.

Warum bin ich in nichts

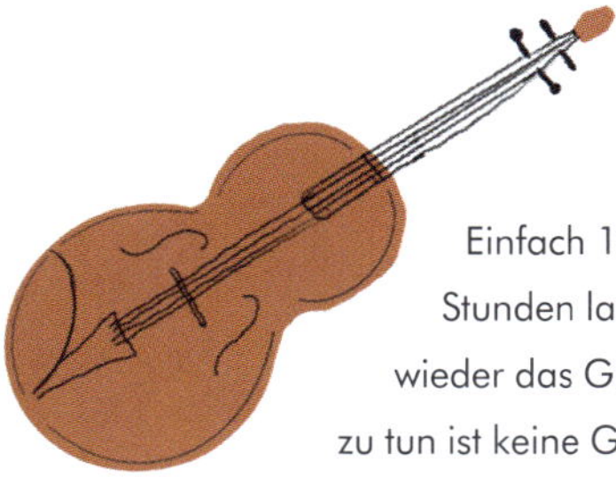

Einfach 10.000 Stunden lang immer wieder das Gleiche zu tun ist keine Garantie für irgendwas – außer vielleicht für Langeweile. Es sind nicht nur angesammelte Stunden nötig, sondern auch sogenannte »gezielte Übung«. Diese beinhaltet die Anleitung durch jemanden mit Expertise: Du brauchst jemanden, der dir Feedback gibt und deine Fehler korrigiert.

Und es gibt kein Erfolgsrezept, das für jeden gilt. Zurück zur Geigerstudie: 10.000 Stunden ist nicht die exakte Zahl, die erreicht wurde, sondern ein Schnitt, wie lange diese Top-Studierenden mit Üben verbracht hatten. Einige hatten auch viel weniger geübt und manche sogar mehr als 25.000 Stunden.

WENN NICHT ÜBUNG, WAS DANN?
Forscher:innen haben die Ergebnisse einiger Studien zusammengetragen, um zu verstehen, welche Rolle das Üben in Sachen meisterhafte Beherrschung spielt. So untersuchte eine 2016 veröffentlichte Studie die Verbindung zwischen Übung und Erfolg bei den unterschiedlichsten Sportarten und fand heraus, dass Training nur etwa 18 Prozent bei den Leistungsabweichungen ausmacht. Und als die Forscher:innen nur Elitesportler:innen betrachteten, machte Übung nur etwa ein Prozent der Leistungsabweichung aus. Eine andere Studie fand heraus, dass unter Musiker:innen und Schachspieler:innen Übung etwa ein Drittel der Leistungsabweichung ausmacht.

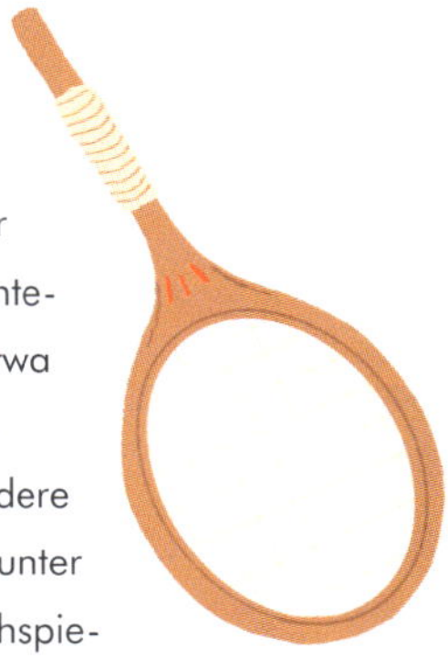

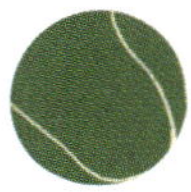

Also ist die Praxis, so wichtig sie ist, nur die halbe Wahrheit. Aspekte wie Gene, Persönlichkeit, Zugang zu Expertise (und auch, wie gut jemand Feedback annehmen kann) sind sicher wichtige Einflüsse. Die 10.000-Stunden-Regel wurde widerlegt.

perfekt ?

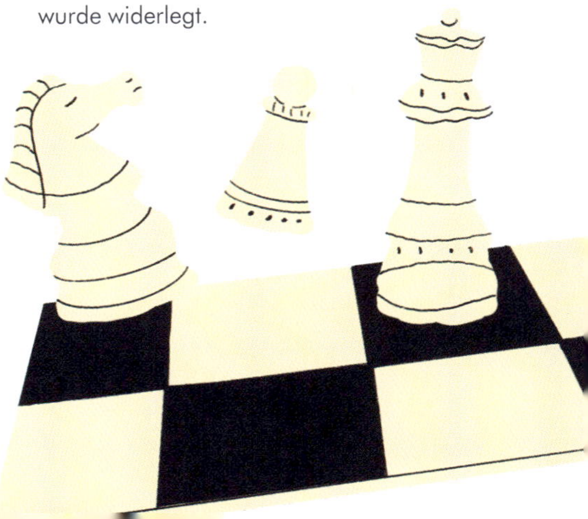

WÜNSCHST DU DIR EIN BESSERES GEDÄCHTNIS? DAMIT BIST DU NICHT ALLEIN. DOCH DEIN GEDÄCHTNIS VERSAGT AUF VIEL UNHEIMLICHERE WEISE. DENN SICH AN ETWAS ZU ERINNERN HEISST NOCH LANGE NICHT, DASS ES AUCH GESCHEHEN IST.

Warum erinnere ich mich an Dinge, die nie passiert sind?

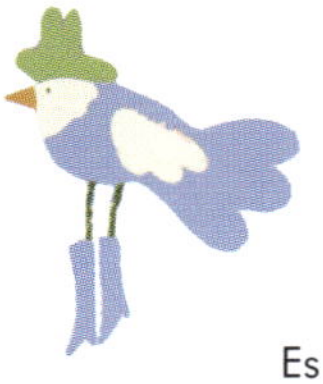

Es überrascht nicht, dass unsere Erinnerungen verschwommen sein können. So befragte ein Wissenschaftler sieben Wochen nach dem Ereignis Personen über den 11. September 2001. Unter anderem stellte er die Frage: »Haben Sie am 11. September im Fernsehen gesehen, wie das erste Flugzeug in den ersten Turm geflogen ist?« 75 Prozent der Befragten waren sich sicher, das Video an diesem Tag gesehen zu haben. Doch das Video war erst einen Tag später überhaupt ausgestrahlt worden. Ein winziges Detail, doch es veranschaulicht, wie wir uns falsch an Ereignisse erinnern.

Untersuchungen zeigen, dass wir ständig Lücken zwischen realen Erinnerungsfragmenten füllen. Dabei stellen wir Vermutungen an und bauen eine Menge Fehler ein. Wir konstruieren Erinnerungen, ohne es zu merken. Emotionale Erinnerungen sind meistens richtig, doch keine ist immun gegen Verfälschungen. Nicht ganz richtige Erinnerungen können zu Streitigkeiten führen und lassen uns an Quiz-Abenden schlecht dastehen. Doch zumindest spiegeln unsere Erinnerungen immer in etwa die Wahrheit wider. Richtig? Falsch!

WIE WAR DEINE BALLONFAHRT?

Viel verstörender, als sich falsch an manche Aspekte eines wirklichen Ereignisses zu erinnern, ist es, sich an etwas zu erinnern, was nie stattgefunden hat.

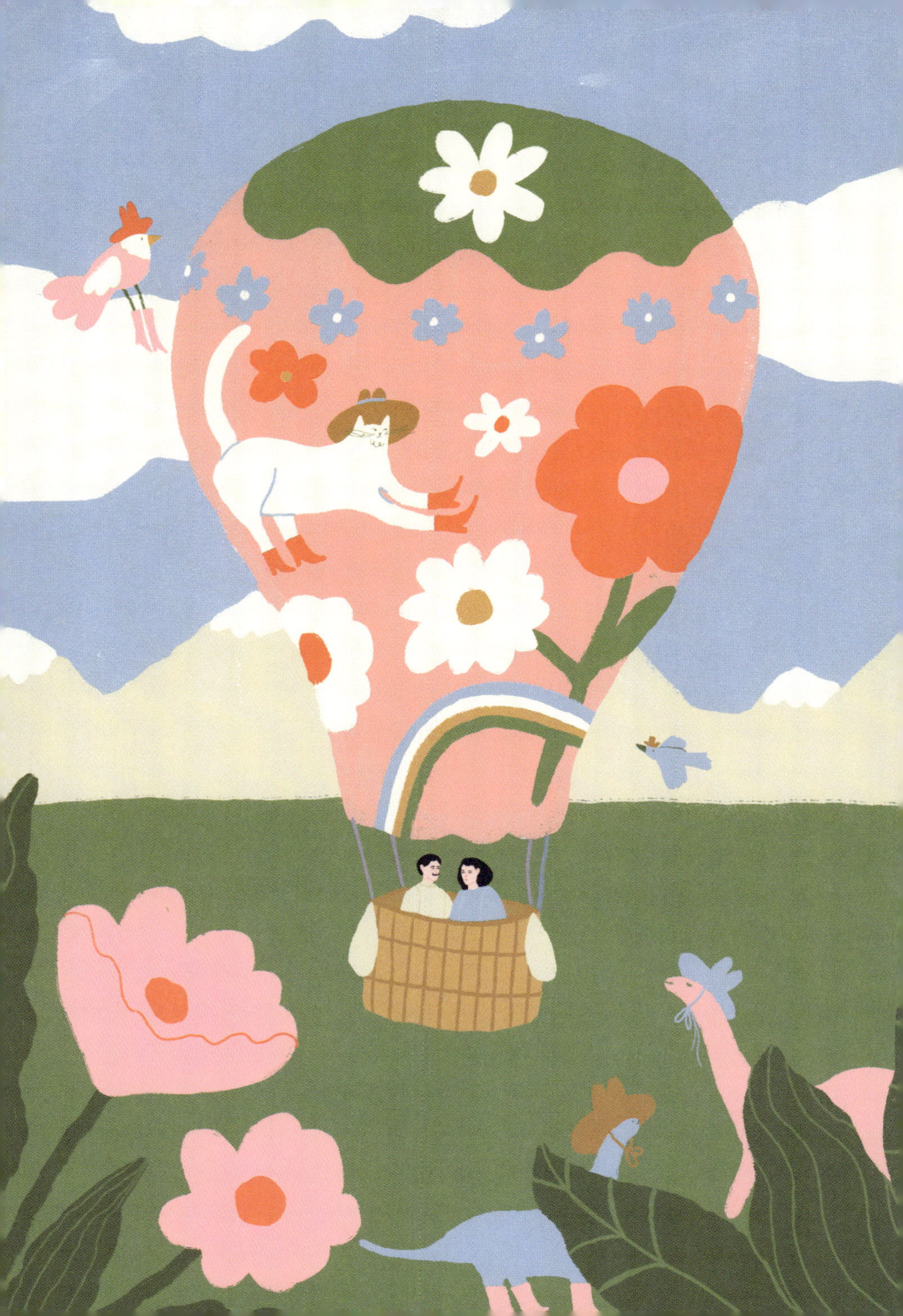

So verpflanzen Wissenschaftler:innen eine falsche Erinnerung: Hierzu gibt es ein einfaches Rezept – besonders wirksam bei Menschen, die »offen für Vorschläge« sind. Welche Art falscher Erinnerungen kann man verpflanzen? Wie nicht anders zu erwarten, ist es einfach, Menschen kleine, erfundene Details über real erlebte Ereignisse »abrufen« zu lassen. Die meisten von uns haben sowieso Schwierigkeiten damit, die Details ihres Lebens abzurufen!

Doch unter den richtigen Bedingungen können Menschen sogar komplett erfundene Erinnerungen schaffen. Psycholog:innen zeigten Menschen bearbeitete Fotos von sich selbst in einem Heißluftballon. Danach folgte eine geleitete Visualisierung und voilà: Die Hälfte der Teilnehmenden hatte Erinnerungen an die fiktive Ballonfahrt. Forscher:innen schafften es auch erfolgreich, dass Leute sich daran erinnerten, bei einem Hochzeitsempfang Punsch auf die Brauteltern verschüttet zu haben – was niemals passiert war.

Bei einer anderen Studie sollten die Teilnehmenden möglichst viele Details aus einer erfundenen Kindheitserinnerung benennen, wonach sie beim Einkaufen verloren gegangen wären. Etwa 30 Prozent erinnerten sich später daran, wirklich verloren gegangen zu sein, wobei einige detailreich schilderten, wie ein netter Erwachsener ihnen damals geholfen habe. Erinnerungen an das erfundene Ereignis waren weniger detailliert als echte, dennoch waren die Teilnehmenden überzeugt, dass es stattgefunden hat.

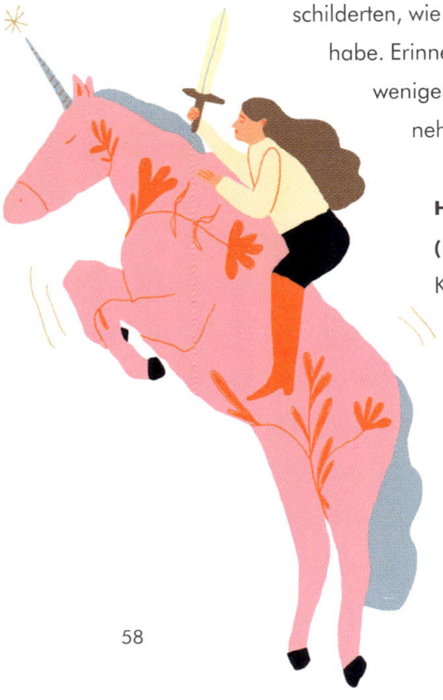

HAST DU DAS VERBRECHEN BEGANGEN? (BIST DU DIR SICHER?)

Kannst du dir vorstellen, ein Verbrechen zu gestehen, dass du nicht begangen hast? Das scheint unwahrscheinlich, kann jedoch ganz schnell gehen.

Bei einem Experiment wurden Menschen beschuldigt, einen Computer zum Absturz gebracht zu haben, indem sie den falschen Knopf gedrückt hätten.

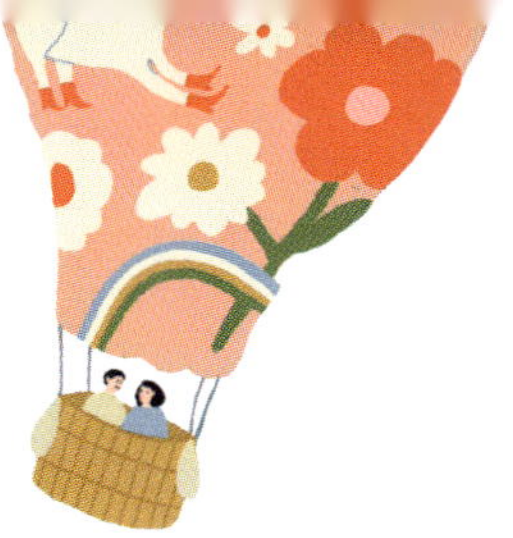

Alle waren absolut unschuldig. Zunächst stritten auch alle den Vorwurf ab. Doch nachdem ein Zeuge behauptete, er hätte alles gesehen, gestanden viele, fühlten sich schuldig und begannen, ihre eigene Erinnerung an das »Verbrechen« zu bilden.

In einer anderen Studie wurden 70 Prozent der Teilnehmenden beschuldigt, als Jugendliche einen bewaffneten Angriff ausgeführt zu haben, der zu einer Auseinandersetzung mit der Polizei geführt hätte. Mit ein bisschen Beeinflussung durch eine Autoritätsperson kommt man schon ziemlich weit.

Die Frage ist nicht, ob unsere Erinnerungen verfälscht sind, sondern, wie verfälscht sie sind.

Dr. Julia Shaw

Und natürlich sind auch Augenzeug:innen nicht gefeit vor falschen Erinnerungen. In einer Reihe Experimente aus den 1970ern wurden Schüler:innen Bilder eines Autounfalls gezeigt. Im Anschluss wurden Details zum Unfall genannt: entweder wahre (das Auto stand an einem Stopp-Schild) oder falsche (das Auto stand an einem Vorfahrtsschild). Die Ergebnisse zeigen, dass Zeug:innen zusätzliche Informationen in ihre Erinnerung integrieren. Die, denen die Suggestion unterbreitet wurde, neigten zur Behauptung, sie hätten ein Vorfahrtsschild gesehen.

Wenn man nun überlegt, wie viel Macht Geständnisse haben, was bedeutet das dann für unser Justizsystem? Eine ganze Menge. Vor allem, dass Verdächtige (und Zeug:innen) sehr behutsam befragt werden sollten.

KANN DIE ECHTE ERINNERUNG BITTE MAL DIE HAND HEBEN?

Wie kann man also echte und falsche Erinnerungen unterscheiden? Nur mit größter Mühe. Denn sind sie erst einmal in unserem Gehirn verankert, sind sie kaum noch unterscheidbar. Übereinstimmung ist die beste Absicherung. Will man also sichergehen, dass etwas wirklich passiert ist, sollte man die eigenen Erinnerungen mit denen glaubwürdiger Zeug:innen abgleichen. Ein guter Grund, zumindest eine:n Freund:in mit ausgezeichnetem Gedächtnis zu haben.

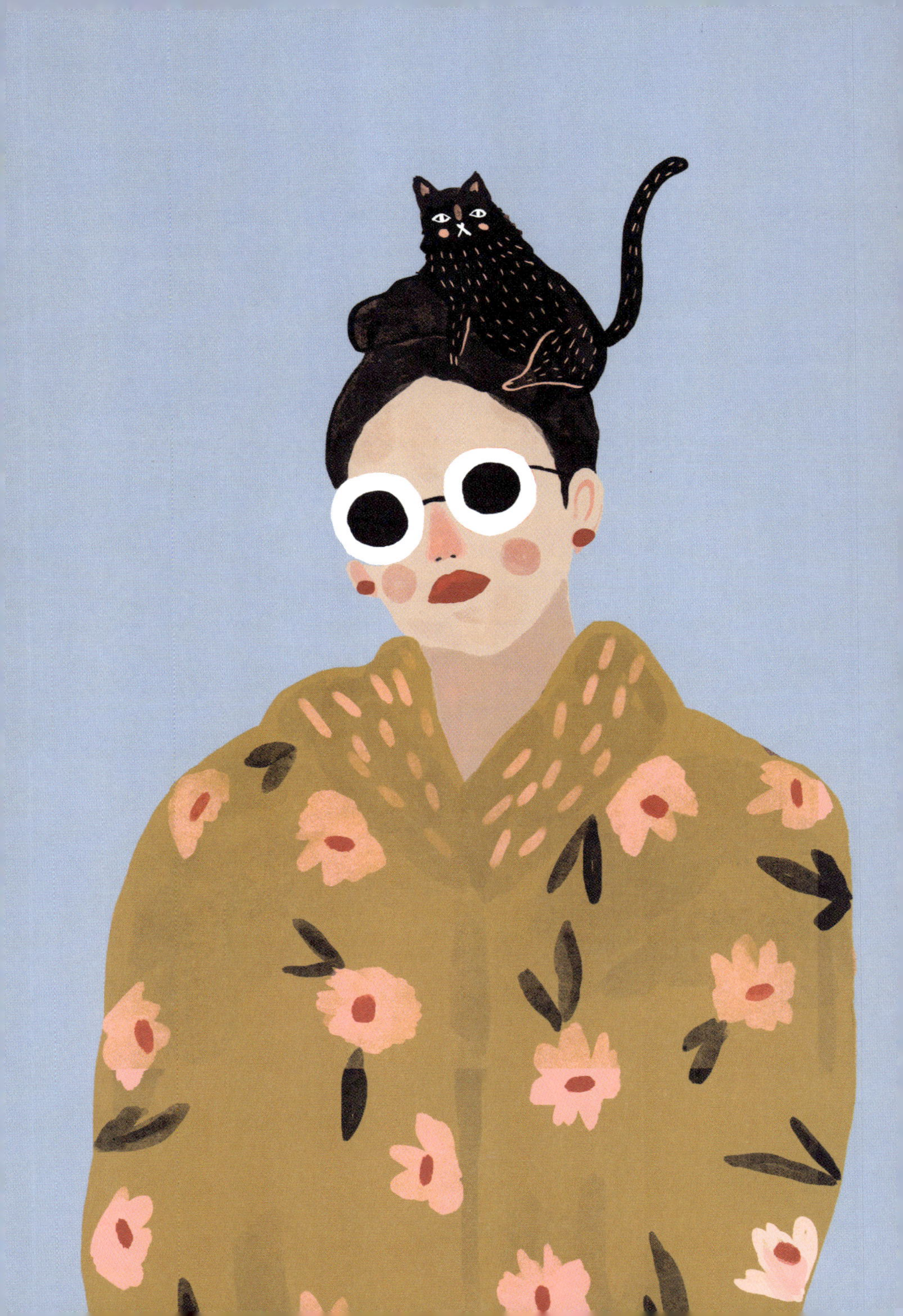

Warum bin ich so?

LASS UNS EINEN BLICK AUF DEINE GEWOHNHEITEN WERFEN, VOM KAFFEETRINKEN ÜBER NÄCHTLICHE FRESSATTACKEN BIS ZUM RUMKRITZELN WÄHREND MEETINGS UND DEM SCHIESSEN UNZÄHLIGER FOTOS

WIR ALLE KENNEN DEN SPRUCH »DER FRÜHE VOGEL FÄNGT DEN WURM«.
DOCH HAT ES WIRKLICH VORTEILE, EIN MORGENMENSCH ZU SEIN?
WAS BESTIMMT, OB MAN EIN:E FRÜHAUFSTEHER:IN ODER EINE NACHTEULE IST?

Warum drücke ich immer wieder auf Snooze?

Dein Körper hat eine innere Uhr. Sie befindet sich mitten in deinem Gehirn, im Hypothalamus. Du hast bestimmt schon vom »Biorhythmus« gehört: Das ist der natürliche Schlaf-Wach-Rhythmus aller Tiere und ist mit dem 24-Stunden-Zyklus der Erde synchronisiert. Anders als nachtaktive Tiere sind Menschen in der Regel am Tag wach. Doch es gibt Unterschiede, wann wir schlafen. Deine bevorzugten Schlaf- und Wach-Phasen sind dein Chronotyp. Die meisten Menschen sind zu Beginn ihres Lebens Frühaufsteher:innen – viele von uns wissen, dass Babys gerne sehr früh aufwachen. Doch diese Zeiten verschieben sich mit dem Alter. Jugendliche sind berüchtigt für ihre langen Nächte und das lange Ausschlafen.

Die als Wächter-Hypothese bekannte Theorie besagt, dass ein Stamm primitiver Menschen mit versetzten Schlafrhythmen einen evolutionären Vorteil hatte: Es war immer jemand wach, der Wache halten konnte. Heute sind manche Frühaufsteher, manche Langschläferinnen und viele irgendwas dazwischen.

ALLES IN DEN GENEN?

Man weiß schon lange, dass Gene eine wichtige Rolle bei der Bestimmung des Chronotyps spielen, doch neuere Forschung zeigt, wie komplex diese Verbindung ist. Wissenschaftler:innen untersuchten die Genome von fast 700.000 Menschen in den USA und in England und identifizierten darin 351 Bereiche, die

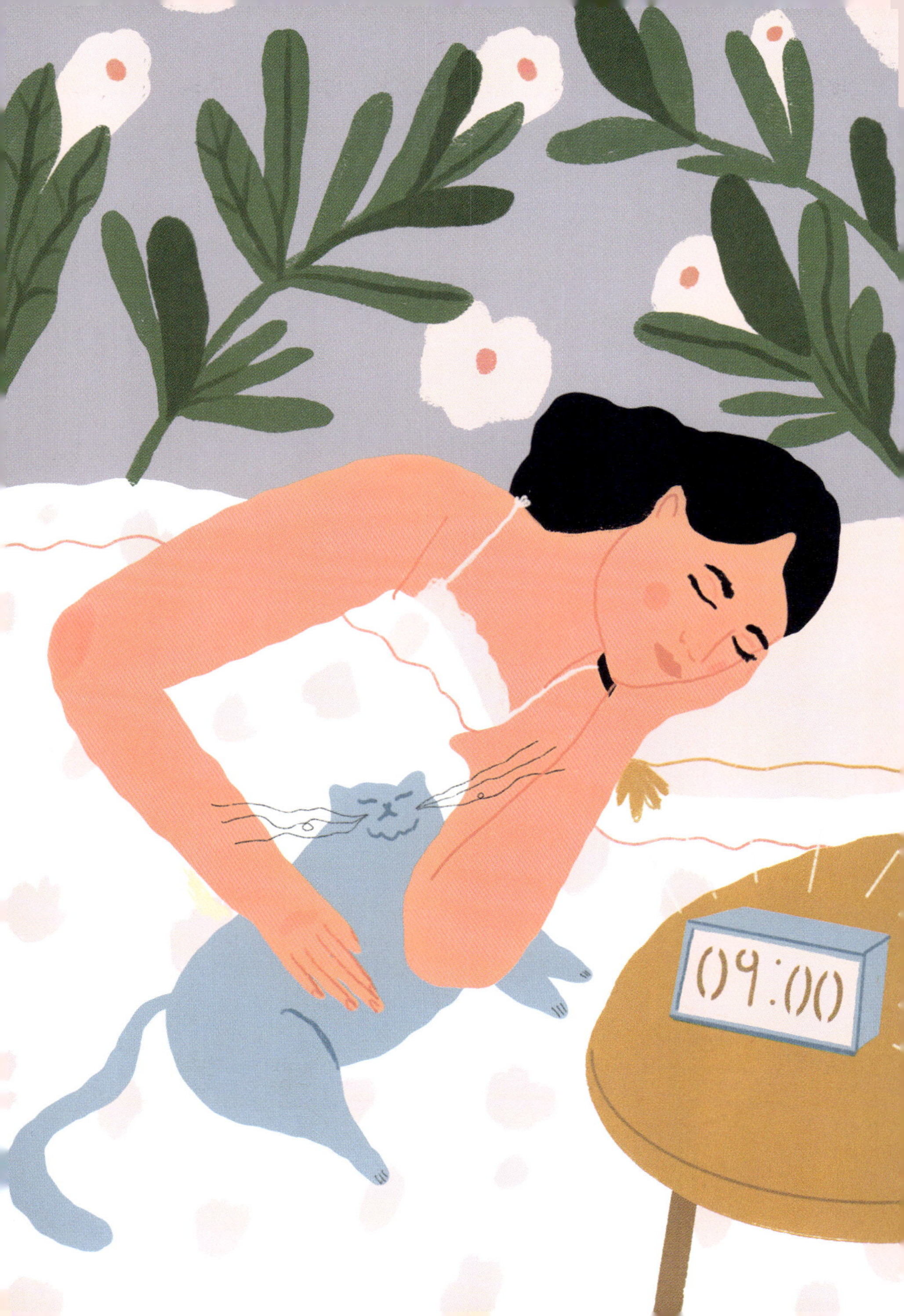
09:00

dazu beitragen, ob jemand eher Frühaufsteher:in ist. Allerdings wachen Menschen, die genetisch bedingt eher früh aufstehen, im Schnitt bloß 25 Minuten früher auf als andere. Es sind also noch eine Menge anderer Faktoren im Spiel.

Eine Untersuchung fand 2019 heraus, dass einer von 300 Menschen das sogenannte Schlafphasensyndrom durchlebt und von selbst weit vor Sonnenaufgang aufwacht (zwischen 3 und 5 Uhr). Die Forscher:innen fanden heraus, dass das bei etwa einem von 500 Menschen in der Familie liegt. Diese Zahlen sind höher, als man annahm, und legen nahe, dass Genetik eine Rolle spielt.

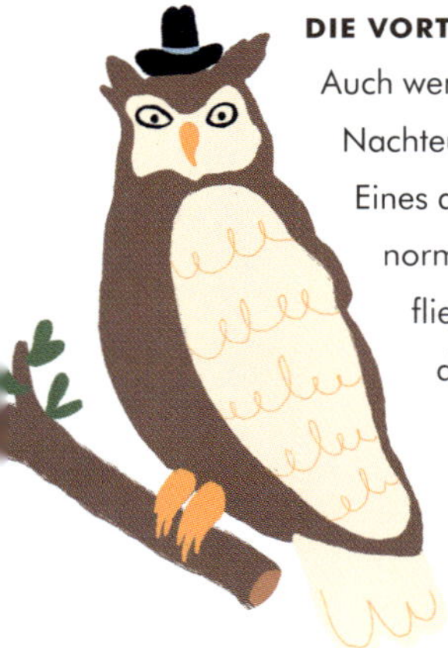

DIE VORTEILE, EIN FRÜHAUFSTEHER ZU SEIN

Auch wenn man heute weiß, dass es nichts mit Faulheit zu tun hat, eine Nachteule zu sein, hat das spätere Aufstehen dennoch ein paar Nachteile. Eines der Hauptprobleme kennt man heute als sozialen Jetlag. Einen normalen Jetlag bekommt man, wenn man in eine andere Zeitzone fliegt, wodurch ein Ungleichgewicht entsteht zwischen der Uhrzeit, von der dein Körper ausgeht, und der tatsächlichen vor Ort. Ein sozialer Jetlag ist das Ungleichgewicht zwischen der inneren Uhr vieler und der Uhrzeit, zu der sie durch Schule oder Arbeit aufzustehen gezwungen sind. Liegt deine bevorzugte Schlafenszeit zwischen zwei und zehn Uhr, wird es dir nicht besonders guttun, um sieben aufstehen zu müssen.

Doch Nachteulen haben noch weitere Probleme. Sie konsumieren mehr Koffein, Nikotin und Alkohol. Eine große Zwillingsstudie fand heraus, dass Nachteulen häufiger rauchen, und das oft ihr Leben lang. Morgenmenschen haben oft auch eine bessere mentale Gesundheit. Nachteulen haben ein größeres Risiko, unter Depressionen und Schizophrenie zu leiden. Eine große internationale Studienauswertung fand Belege dafür, dass Nachteulen womöglich auch ein erhöhtes Risiko haben, an Herzerkrankungen und Typ-2-Diabtes zu leiden. Die Studie belegte, dass Personen, die nachts länger aufbleiben, häufiger unregelmäßig essen (z. B. das Frühstück weglassen) und auch ungesünder.

Untersuchungen lassen vermuten, dass es auch Unterschiede in den Persönlichkeiten zwischen Morgen- und Nachtmenschen gibt. Morgenmenschen neigen

Wenn wir mehr Zeit in der Sonne verbringen und uns nachts weniger elektrischem Licht aussetzen, können wir unsere innere Uhr und unsere Schlafenszeiten vorstellen und wachen wahrscheinlich besser auf und sind am Morgen wacher.

Professor of Integrative Physiology, Kenneth Wright

---

dazu, proaktiver, hartnäckiger und kooperativer zu sein, Nachteulen hingegen sind kreativer und risikofreudiger.

KANN MAN DEN SCHALTER UMLEGEN?

Wenn du eine Nachteule bist und gerne früher aufstehen würdest, könntest du das schaffen, indem du deine Gewohnheiten änderst. Eine aktuelle Studie unter jungen Menschen, deren bevorzugte Schlafenszeit im Schnitt zwischen drei und halb elf morgens lag, zeigte, dass es möglich ist, Schlafzeiten innerhalb eines Monats erheblich zu verschieben.

Die Teilnehmenden wurden gebeten, einige Regeln einzuhalten: zwei bis drei Stunden früher aufstehen, direkt nach dem Aufstehen frühstücken, nach fünfzehn Uhr Koffein meiden, am Morgen mehr Zeit draußen im Sonnenlicht verbringen und am Wochenende nicht ausschlafen. Erstaunlicherweise hielten sich alle an das Programm. Sehr wahrscheinlich, weil sie begannen, sich viel besser zu fühlen: weniger schläfrig, gestresst, ängstlich und deprimiert. Statt sich abends am besten zu fühlen, hatten sie ihr Hoch nun am Nachmittag.

Eine andere Untersuchung hat gezeigt, dass sich die innere Uhr von Menschen schnell ändert, wenn man sie ohne künstliche Lichtquellen zum Campen schickt. Innerhalb einer Woche wurden ehemalige Nachteulen früher am Abend müde und mit dem Sonnenaufgang wach.

Wenn du also eine Nachteule bist, die gerne den Schalter umlegen möchte, schnapp dir ein Zelt und ab nach draußen. Aber lass dein Telefon zu Hause.

WELTWEIT WERDEN TÄGLICH ZWEI MILLIARDEN TASSEN KAFFEE KONSUMIERT. IST KAFFEE DEIN GUILTY PLEASURE, WIRD ES DICH FREUEN ZU ERFAHREN, DASS DU DAS SCHLECHTE GEWISSEN VERGESSEN KANNST: KAFFEE IST GUT FÜR DICH!

Warum kann ich nicht aufhören, Kaffee zu trinken?

Man weiß seit Langem, dass Koffein ein wirkungsvolles Stimulans ist: Es weckt dich, hält dich wachsam und hilft dir, dich zu konzentrieren. Natürlich weiß man auch, dass Kaffee süchtig macht, und es überrascht nicht, dass wir ihn daher für etwas Schlechtes halten. Koffein ist weltweit die beliebteste Droge. Doch Kaffee ist mehr als nur Koffein. Tatsächlich ist er randvoll mit Bestandteilen, von denen einige sehr gesund sind. Manche dienen als Antioxidantien, andere lindern Entzündungen, und wiederum andere regulieren den Insulinspiegel (das Hormon, das bei Diabetes eine Rolle spielt).

SICHER, DASS KAFFEE NICHT SCHLECHT FÜR MICH IST?

Eine Studie von 2008 konnte keine Verbindung zwischen dem Trinken von Kaffee und einem erhöhten Sterberisiko feststellen. Die Studie begleitete circa 20 Jahre lang etwa 130.000 Menschen in ihren 40ern und 50ern. Die Teilnehmenden waren Teil der *Nurses' Health Study* (alle weiblich) und der *Health Professionals Follow-up Study* (alle männlich).

Die Forscher:innen sammelten detaillierte Gesundheitsinformationen über die Teilnehmenden, einschließlich ihrer Ess- und Kaffeetrinkgewohnheiten. Gleichzeitig hielten sie fest, wer im Laufe der Studie verstarb. Selbst Menschen, die sechs Tassen Kaffee am Tag tranken, hatten kein erhöhtes Sterberisiko.

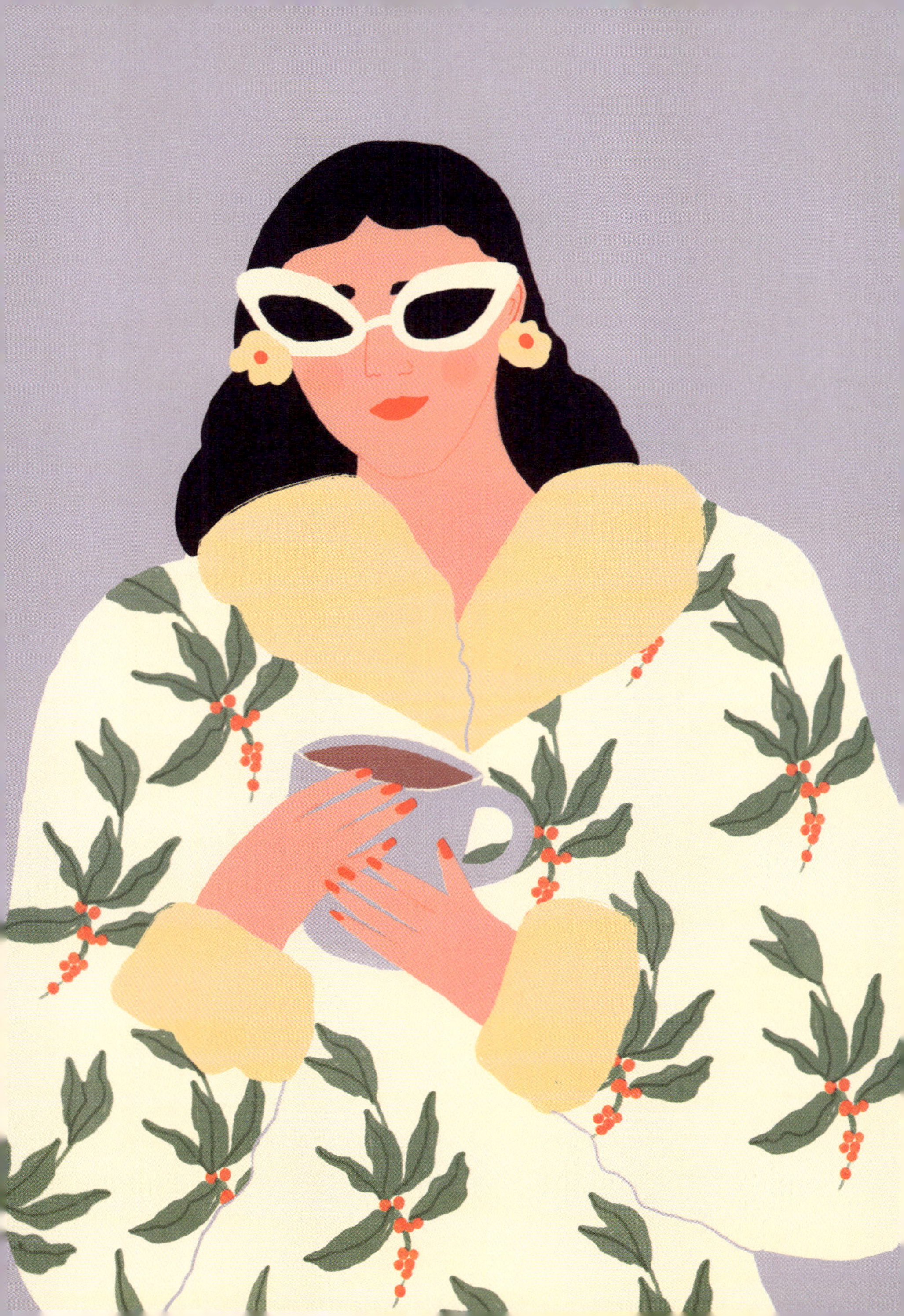

Es gibt keinen hinreichenden Beleg dafür, dass es ungesund sei, einige Tassen Kaffee am Tag zu trinken. Wenn überhaupt, ist das Gegenteil der Fall.

Doktor der Krebsepidemiologie, Marc Gunter

Und es wird sogar noch besser. Kaffee bringt dich nicht nur nicht um, er könnte dich auch vor einigen fiesen Krankheiten schützen. Untersuchungen legen nahe, dass Kaffeekonsum das Risiko eines Prostatakarzinoms bei Männern verringert. Ein bis drei Tassen Kaffee am Tag (egal ob normal oder entkoffeiniert) senken das Risiko, an dieser Krebsart zu erkranken, um 30 Prozent. Kaffee reduziert wohl auch das Risiko für Leberkrebs bis zu 40 Prozent. 2017 veröffentlichte Studien fanden heraus, dass auch für weitere Krebsarten ein geringeres Risiko besteht, einschließlich Brust- und Darmkrebs.

Kaffeekonsum reduziert auch das Risiko für Typ-2-Diabetes. Und nicht nur das! Je mehr Kaffee man (in Maßen) trinkt, desto geringer das Risiko. Drei bis vier Tassen Kaffee am Tag senken das Risiko für Typ-2-Diabetes um 30 Prozent im Vergleich zu Menschen, die weniger trinken. Eine andere Studie fand heraus, dass jede zusätzliche Tasse Kaffee das Risiko um weitere sieben bis acht Prozent reduziert. Und unter Typ-2-Diabetiker:innen reduzierte Kaffeekonsum das Risiko, innerhalb von 20 Jahren zu sterben, um 30 Prozent.

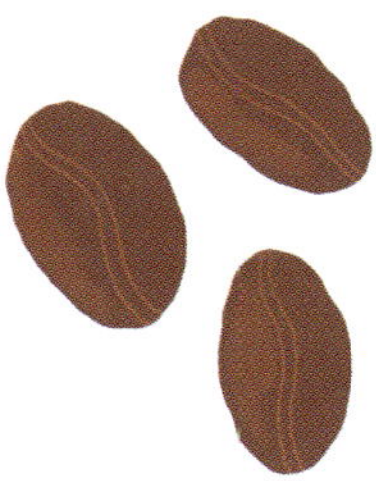

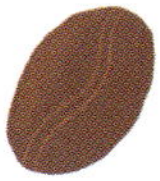

DOCH WAS IST MIT MEINEM GEHIRN?

Eine 2012 veröffentlichte Studie begleitete 124 Menschen zwischen 65 und 88 Jahren. Jeder von ihnen zeigte erste Anzeichen einer Vergesslichkeit, die zu Alzheimer führen kann. Über zwei bis vier Jahre maßen die Forscher:innen den Koffeingehalt im Blut und prüften die Hirnfunktion. Das Trinken von Kaffee stand dabei nicht nur in keinem Zusammenhang mit einer verringerten Hirnfunktion, die Menschen mit geringem oder gar keinem

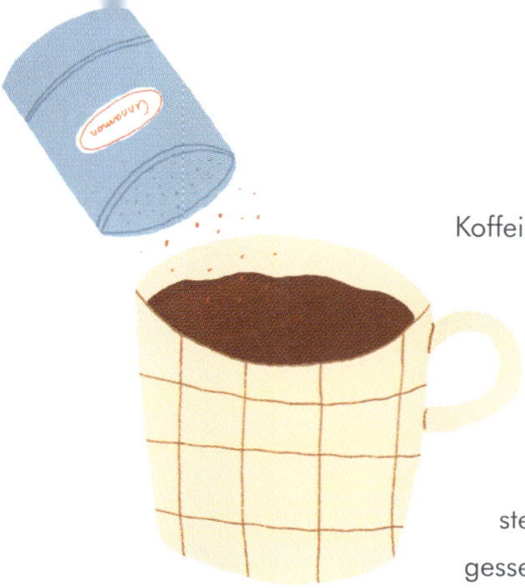

Koffeingehalt im Blut entwickelten sogar häufiger Alzheimer als Menschen, die einen Koffeinwert im Blut hatten, der drei Tassen Kaffee entspricht.

Ebenfalls fördert das Kaffeetrinken unser Langzeitgedächtnis. Forscher:innen stellten fest, dass Koffein den Grad des Vergessens im Laufe eines Tages wesentlich reduziert. Und angemessener Kaffeekonsum reduziert auch das Risiko, an Parkinson zu erkranken, um 30 bis 60 Prozent.

WOHER DER SCHLECHTE RUF?

Trotz alldem hat Kaffee einen schlechten Ruf. Das kommt vielleicht von dem Verhalten, das oft Hand in Hand mit dem Kaffeetrinken geht. Menschen, die viel Kaffee trinken, rauchen oft, machen häufig nicht viel Sport und neigen eher zu einer schlechteren Ernährung. Daher basieren frühere Studien, die besagen, dass Kaffee etwas Schlechtes wäre, vielleicht auf falschen Ergebnissen. Schuld an der schlechten Gesundheit war womöglich nicht der Kaffee, sondern das Rauchen, der fehlende Sport oder die Ernährung.

Zu viel Kaffee ist dennoch keine gute Idee. Dr. Rob van Dam sagt: »Wenn du so viel Kaffee trinkst, dass du einen Tremor bekommst, Schlafprobleme hast, dich gestresst oder unwohl fühlst, hast du offensichtlich zu viel getrunken.«

Und man weiß auch, dass Kaffee die Symptome von Schlafmangel nicht vollständig kompensieren kann. Wenn du auf Kaffee als Notfallplan vertraust, um jeden Tag zu überstehen und dich auf deine Arbeit konzentrieren zu können, gibt es nun schlechte Nachrichten für dich. Bist du es gewohnt, jeden Tag Kaffee zu trinken, ist dein Körper sicher bereits immun gegen das Koffein. Solange du also nicht die Zahl der Tassen erhöhst, wird dich der Kaffee nicht in einen Arbeits-Ninja verwandeln.

DIE ZEIT IST STEHEN GEBLIEBEN. DIE WELT UM DICH HERUM EXISTIERT NICHT MEHR. DU BIST KOMPLETT IN DAS VERSUNKEN, WAS DU GERADE TUST. DU FÜHLST DICH UNSICHTBAR. WAS PASSIERT IN DEINEM GEHIRN, WENN DU »GANZ IN DEINEM ELEMENT« BIST?

Warum arbeite ich besser,

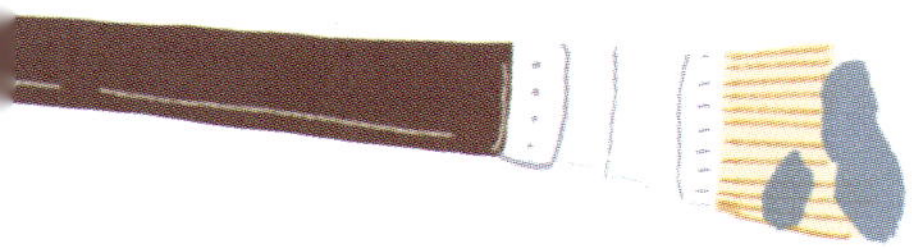

Wenn du schon mal so sehr in etwas vertieft warst, dass nichts dich ablenken konnte, dann hast du etwas erlebt, was Psycholog:innen einen »Flow« nennen. Diesen Begriff prägte 1990 der ungarische Psychologe Mihály Csíkszentmihályi. Wenn du dich im Zustand des Flows befindest, fokussierst du dich komplett auf das, was du in diesem Moment tust. Und wahrscheinlich bringst du gerade deine beste Leistung.

Am wahrscheinlichsten kommst du in den Flow, wenn du deiner Lieblingsbeschäftigung nachgehst. Vielleicht hattest du dieses Gefühl schon beim Joggen, Schreiben, Zocken, Schachspielen, Malen oder Musikmachen. Der entscheidende Faktor ist dabei die Beziehung zwischen dem Schwierigkeitsgrad einer Aufgabe und deiner Versiertheit darin. Wenn sie zu schwierig ist, bist du letztendlich eher nervös, verängstigt oder frustriert statt im Flow. Wenn die Aufgabe andererseits zu einfach ist, bist du eher gelangweilt als vertieft. Du musst den für dich optimalen Grad zwischen Langeweile und Stress finden.

IN SEINEM ELEMENT SEIN

Wenn du im Flow bist, fokussiert sich dein Gehirn mehr auf unterbewusste als auf bewusste Gedanken. Der Spruch »mit dem Flow gehen« ist präziser, als man anfangs vermutet: Wenn du im Flow bist, sind die Bereiche deines Gehirns ausgeschaltet, die in der Regel an der Entscheidungsfindung beteiligt sind. Du musst nicht im Hochleistungsbereich denken oder Schlüsse ziehen, um Probleme zu lösen. Im Flow weißt du, was du als Nächstes tun musst, ohne darüber nachzudenken. Es fließt einfach!

Einige deiner Hochleistungsgedanken auszuschalten (in deinem präfrontalen Kortex) hat weitere faszinierende

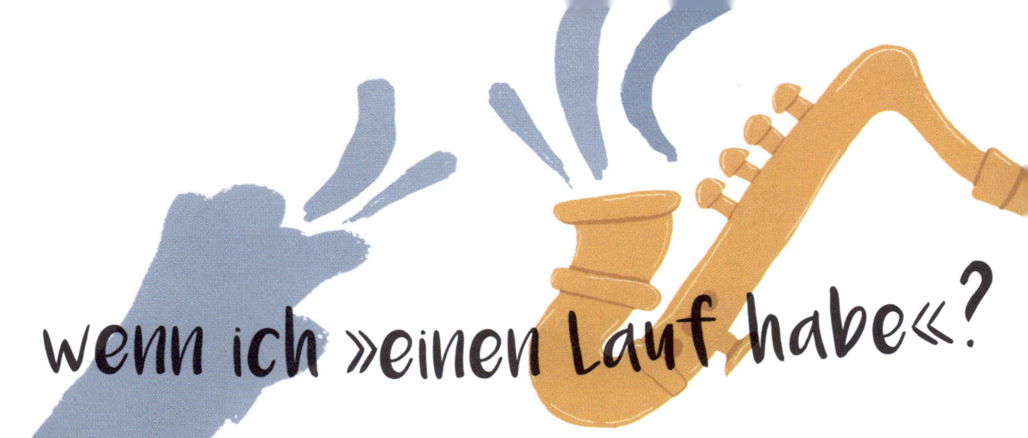

wenn ich »einen Lauf habe«?

Auswirkungen. Ist dieser Bereich des Gehirns weniger aktiv, überwachst du dich selbst auch weniger. Du bist weniger kritisch, dafür kreativer und mutiger. Als Forscher:innen die Gehirne von improvisierenden Jazz-Pianist:innen scannten, fanden sie heraus, dass die Gehirnbereiche, die für Planung und Selbstkontrolle verantwortlich sind, weniger aktiv waren als normalerweise. Dadurch waren die Musiker:innen weniger gehemmt und der Bereich des Gehirns, der für die Selbstdarstellung zuständig ist, wesentlich aktiver.

Auch deine Hirnströme verändern sich, wenn du im Flow bist. Die üblichen schnellen Ströme des Wachzustands verlangsamen sich auf die Geschwindigkeit von Tagträumen, was die Kreativität fördert. Gleichzeitig wird dein Gehirn mit glücklich machenden Chemikalien geflutet, die deinen Fokus und deine Fähigkeit, Ideen auf neue Weise zu verknüpfen, erweitern.

DIE DUNKLE SEITE

Doch das Ganze hat auch seine Kehrseite. Sie wird »machine zone« genannt und ist der Zustand, wenn du komplett abschaltest. Das kann passieren, wenn du durch den News Feed in Sozialen Medien scrollst, das sogenannte »Doom Scrolling«. Du kommst in einen Rhythmus – scroll, Like klicken, mehr scrollen und wieder von vorne. Alles andere tritt in den Hintergrund, die Zeit verfliegt, und du bist vollkommen versunken in … Instagram.

Jeder, der schon einmal in das Spielen an einer Pokermaschine versunken war, weiß, dass es schwer sein kann, diesen Zustand wieder zu verlassen. Du »hast einen Lauf«, aber ohne das Vergnügen, die Versiertheit oder die Bedeutung. Wenn du dich also das nächste Mal in der »machine zone« befindest, verschwinde. Und verliere dich stattdessen in einer Tätigkeit, die du liebst.

ES IST WEIT VERBREITET, DIE ZUNGE HERAUSZUSTRECKEN, WENN MAN SICH KONZENTRIERT. AKTUELLE STUDIEN STÜTZEN DIE ÜBERLEGUNG, DASS DAS MIT DER ENTWICKLUNG DER GESPROCHENEN SPRACHE ZUSAMMENHÄNGT.

Warum strecke ich meine Zunge heraus, wenn ich mich konzentriere?

Wenn du das nächste Mal die Möglichkeit hast, beobachte einmal ein Kind, das sich stark konzentriert und dabei etwas mit den Händen macht. Die Wahrscheinlichkeit ist hoch, dass es seine Zunge herausstreckt. Ist das bloß eine Angewohnheit von Kindern, oder steckt mehr hinter der herausgestreckten Zunge?

Wann hast du das letzte Mal etwas mit deinen Händen getan, das eine Menge Geschicklichkeit erforderte, wie einen Faden eingefädelt oder beim Billard perfekt eingelocht? Es ist sehr wahrscheinlich, dass deine Zunge dabei zwischen deinen Lippen geklemmt und vielleicht auch deine Zungenspitze herausgeschaut hat. Deine Zunge ist die größte Muskelgruppe in deinem Körper, und es gibt einen guten Grund zu glauben, dass unser Hang, die Zunge herauszustrecken, wenn wir uns konzentrieren, mehr als eine bloße Marotte ist.

UNTERBRICH MICH NICHT!

Eine 1974 veröffentlichte Studie betrachtete das Verhalten des Zunge-Rausstreckens bei kleinen Kindern, jungen Gorillas und Erwachsenen aus verschiedenen Ländern. Die Forscher:innen folgerten, dass Menschen (und andere Primaten) ihre Zunge herausstrecken, um mitzuteilen, dass sie mit niemandem reden wollen. Während der 1980er Jahre erforschten einige Wissenschaftler:innen, ob das Zunge-Rausstrecken signalisiert: »Unterbrich mich nicht.« In einer

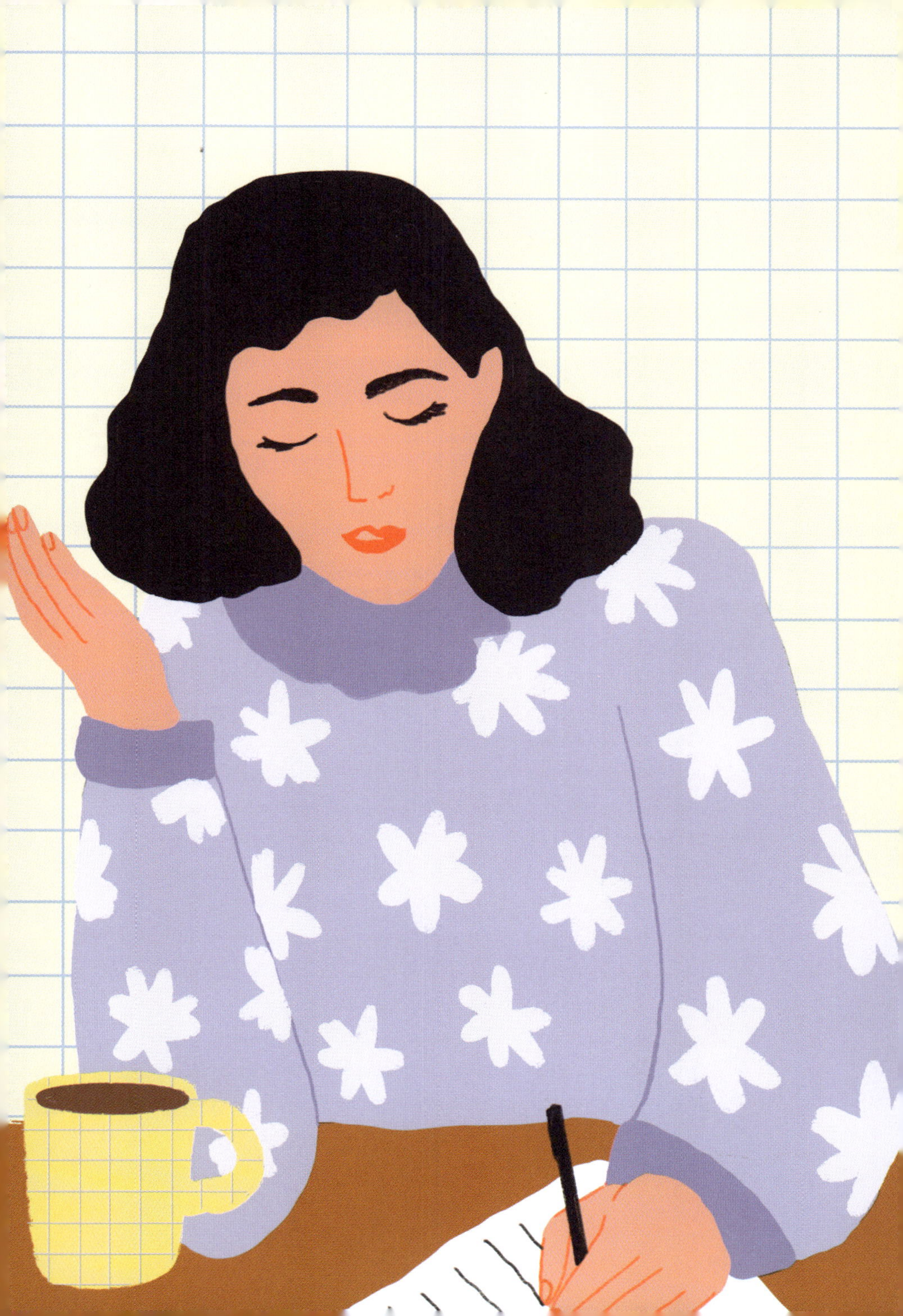

Studie wurde unter 50 Studierenden ein Leseverständnistest durchgeführt. Der Dozent saß an einem Ende des Raumes und hatte Kopfhörer auf. Die Studierenden wurden in die Situation gebracht, dass sie den Dozenten stören mussten: Es fehlte eindeutig eine Seite des Textes. Wegen der Kopfhörer mussten sie entweder laut rufen oder ihm auf den Arm tippen, um seine Aufmerksamkeit auf sie zu lenken. Wenn der Dozent sich scheinbar konzentrierte und seine Zunge herausstreckte, brauchten die Studierenden im Schnitt 20 Sekunden, bis sie ihn störten und nach der fehlenden Seite fragten. Wenn der Dozent den gleichen Gesichtsausdruck hatte, aber ohne sichtbare Zunge, warteten die Studierenden im Schnitt bloß sieben Sekunden. Wenn du dich konzentrierst, wird man dich also sehr wahrscheinlich seltener stören, wenn du die Zunge herausstreckst.

Es ist nicht bloß eine Kindheitsmarotte … vielmehr passt das Verhalten zur Theorie, dass sich gesprochene Sprache aus Gesten heraus entwickelt hat.

Psychologe, Dr. Christian Jarrett

ES DREHT SICH ALLES UM SPRACHE

Die Zunge verfügt über jede Menge Nerven, was sie extrem empfindlich macht. Sie ist nicht nur für das Schmecken verantwortlich, sondern versorgt uns auch mit einer detailreichen und stetig aktualisierten geistigen Landkarte vom Inneren unseres Mundes. Manchmal stellst du vielleicht fest, dass deine Zunge sich in Form eines Wortes bewegt, an das du gerade denkst. Sie sendet die ganze Zeit über jede Menge Informationen an dein Gehirn. Womöglich streckst du deine Zunge heraus und hältst sie so ruhig, um diese Sinneseindrücke ein wenig zu reduzieren. Dadurch bleibt dir mehr Gehirnleistung, um dich auf die anspruchsvolle Aufgabe zu konzentrieren.

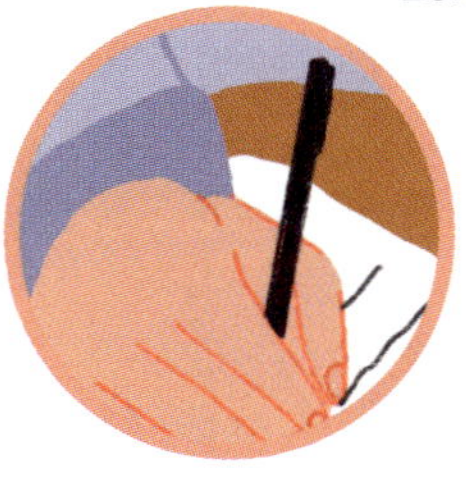

Man weiß, dass eine enge Verbindung zwischen den Gehirnbereichen besteht, die für das Sprechen und die Kontrolle über unsere Hände und Arme zuständig sind. Und viele Forscher:innen sind der Meinung, dass die menschliche

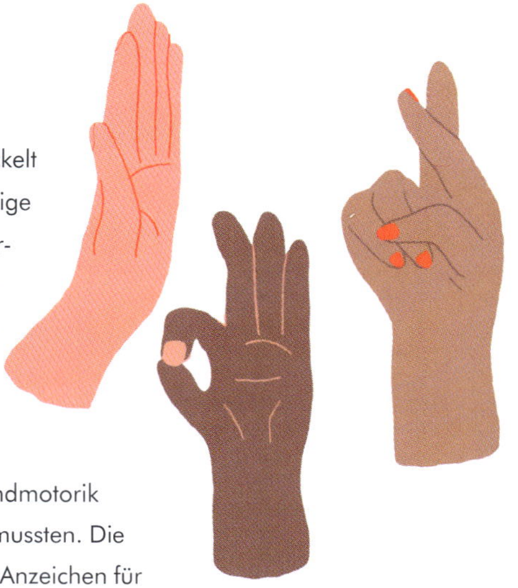

Sprache sich durch Gesten der Hände entwickelt hat. In einer aktuellen Studie wurden vierjährige Rechtshänder:innen dabei gefilmt, wie sie verschiedene Aufgaben lösen sollten, bei denen sie entweder über eine sehr gute Handmotorik (ein Vorhängeschloss mit einem Schlüssel öffnen), eine weniger gute Handmotorik (ein Spiel spielen, bei dem man auf einen Tisch klopfen oder tippen muss) oder keinerlei Handmotorik (sich an eine Geschichte erinnern) verfügen mussten. Die Forscher:innen hielten dabei Ausschau nach Anzeichen für herausgestreckte Zungen.

Alle Kinder streckten ihre Zunge heraus, während sie die Aufgaben bewältigten, doch bei manchen häufiger als bei anderen. Man hätte erwarten können, beim herausfordernden Öffnen des Vorhängeschlosses am meisten Zungen zu sehen, doch die Forscher:innen stellten fest, dass es das Klopf-Tipp-Spiel war, bei dem die Kinder am häufigsten die Zunge herausstreckten.

Das erklärte man sich mit der Tatsache, dass das Spiel strenge Regeln und eine schnelle Schrittabfolge hatte und den Einsatz schneller Handbewegungen erforderte – alles frühe Grundkomponenten von Sprache. Dass die Forschenden feststellten, dass die Zunge meist auf der rechten Körperseite herausgestreckt wurde, stützt diese These noch. Es legt nahe, dass die Zungenbewegung von der linken Hirnhälfte kontrolliert wird, in der sich bei Rechtshänder:innen meist das Sprachzentrum befindet (insbesondere bei Kindern).

Wenn Kinder gar nicht anders können, als die Zunge herauszustrecken, sobald das Sprachzentrum ihres Gehirn beteiligt ist, wieso tun dann nicht alle Erwachsenen das Gleiche? Wahrscheinlich, weil sie es sich aus Verlegenheit selbst abtrainiert haben.

Wenn du also jemanden siehst, der beim Konzentrieren die Zunge herausstreckt, solltest du unbedingt lächeln und denjenigen in Ruhe lassen. Doch nimm dir auch einen Moment, um ein Zeichen komplexer Sprache zu bewundern, das sich wahrscheinlich aus einfachen Handbewegungen entwickelt hat.

Warum bekomme ich Panik

DIE WÄNDE KOMMEN NÄHER. DU SCHWITZT, ZITTERST UND KANNST KAUM ATMEN. DU HAST KLAUSTROPHOBIE, UND SIE IST ÜBERWÄLTIGEND. WARUM LEIDEN MENSCHEN DARUNTER, UND WAS KANN MAN GEGEN SIE TUN?

Man geht davon aus, dass etwa fünf Prozent der Weltbevölkerung unter Klaustrophobie leiden, Frauen häufiger als Männer. Die Schwere der Symptome variiert: In extremen Fällen nehmen die Betroffenen lieber Dutzende Treppenstufen in Kauf, statt den Aufzug zu nehmen, oder weigern sich jahrzehntelang, eine U-Bahn zu betreten.

RAUS AUS MEINEM BEREICH

Warum leiden nur wenige unter Klaustrophobie, wenn doch kaum einer es mag, sich gefangen zu fühlen?

Für den Grund gibt es verschiedene Theorien. In vielen Fällen ist Klaustrophobie das Ergebnis eines traumatischen Erlebnisses, wie das Feststecken in einem Aufzug. Es überrascht kaum, dass man Angst hat, den Raum, in dem man einmal gefangen war, erneut zu betreten. Doch Untersuchungen legen nahe, dass manche Menschen auch dazu veranlagt sind, sich klaustrophobisch zu fühlen. Einige Studien untersuchen die Verbindung zwischen Angststörungen und der Größe der Amygdala – den beiden mandelförmigen Zellgruppen in deinem Gehirn, die Gefühle wie Angst verarbeiten. Die Ergebnisse sind unterschiedlich, doch mehrere Studien legen nahe, dass Menschen mit Angststörungen tendenziell kleinere Amygdalae haben als der Durchschnitt. Womöglich schätzen sie das Risiko für Gefahren anders ein und neigen daher eher zu Klaustrophobie.

Andere Forscher:innen fanden heraus, dass ein Fehler in einem einzigen Gen klaustrophobieähnliche Symptome bei Mäusen auslöst. Menschen haben das gleiche Gen, es befindet sich in einem Chromosom, das mit Panikstörungen in Beziehung gebracht wird. Wenn ein Fehler in diesem Gen auch Klaustrophobie beim Menschen erklären kann, ist es vielleicht so, dass manche von uns dieses in sich tragen.

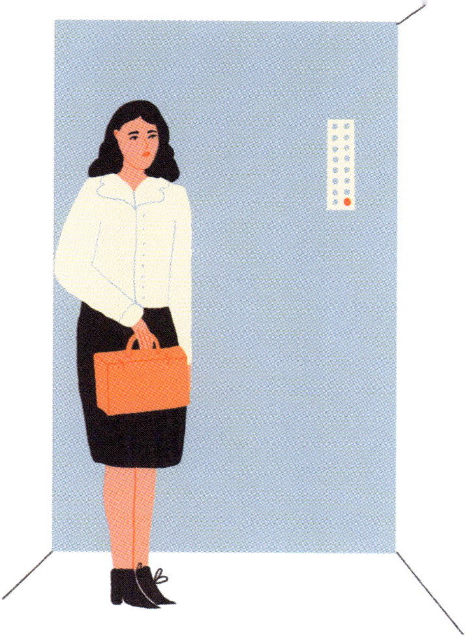

in Aufzügen?

Eine andere Studie setzt die Auffassung des persönlichen Raums in Beziehung zu Klaustrophobie. Wir alle haben eine Auffassung davon, wie weit unser persönlicher Bereich über unseren Körper hinaus reicht – *fun fact*: Dieser Abstand bezieht sich auf Armlängen. Dieser Bereich ist unsere Komfortzone, und wir sind uns allem, was darin eindringt, sehr bewusst. Klaustrophobische Menschen neigen zu einem größeren persönlichen Raum als andere. Für sie kommt es häufiger zu Überschreitungen ihrer persönlichen Grenze; sie finden häufiger, dass jemand oder etwas ihnen zu nahe kommt.

KLAUSTROPHOBIE IST SINNVOLL

Es gibt dafür mehrere mögliche Behandlungen. Virtual Reality wird dazu genutzt, Angst vor engen Räumen zu reduzieren, und auch die kognitive Verhaltenstherapie hilft vielen. Manchen hilft es, mit ihrer Angst konfrontiert zu werden. Auch wenn es Furcht einflößend ist, verschwindet ihre Panik schließlich.

Auch wenn sich Klaustrophobiker:innen nach der Überwindung ihrer Angst sehnen, ist es wichtig zu überlegen, woher sie kommt. Aus evolutionärer Sicht ist Klaustrophobie absolut sinnvoll. Natürlich haben wir Angst davor, in einem Raum gefangen zu sein. In unserer Vergangenheit waren Situationen, in denen wir uns gefangen fühlten, lebensbedrohlich – und sind es auch heute noch. Ob eine Höhle oder ein Gebäude einstürzt, wir haben allen Grund, um unser Leben zu fürchten. Es war zu erwarten, dass wir das Gefühl, gefangen zu sein, hassen würden. Das Problem entsteht dort, wo nicht-lebensgefährliche Situationen die gleiche paralysierende Angst auslösen.

ES IST FREITAGNACHMITTAG: DU WEISST SEIT WOCHEN, DASS HEUTE ABEND DEIN ABSCHLUSSBERICHT FÄLLIG IST, ABER DU HAST ES TROTZDEM IRGENDWIE GESCHAFFT, DIE ARBEIT BIS JETZT AUFZUSCHIEBEN. KOMMT DIR BEKANNT VOR?

Warum schiebe ich immer alles auf?

Prokrastination ist »das absichtliche Aufschieben einer beabsichtigten Handlung, auch wenn zu erwarten ist, dass man durch die Verspätung schlechter dasteht«. Man ist versucht zu glauben, Prokrastination sei ein relativ neues Phänomen, ein Ergebnis des permanenten Einflusses von Social Media und anderen digitalen Ablenkungen. Doch Prokrastination existiert bereits seit Jahrhunderten.

Ägyptologe Ronald Leprohon übersetzte einige Hieroglyphen aus dem 14. Jahrhundert v. Chr. mit »Freund, hör auf, die Arbeit aufzuschieben, und erlaube uns, beizeiten nach Hause zu gehen«. Und der griechische Dichter Hesiod empfahl im Jahr 800 v. Chr., »die Arbeit nicht auf morgen oder übermorgen zu verschieben«. Alte griechische Philosophen prägten den Begriff »Akrasia«, was den Zustand des Handelns gegen eigenes besseres Wissen meint.

Bei 1.300 Befragten aus sechs Ländern gab etwa ein Viertel an, Prokrastination sei eines ihrer entscheidenden Persönlichkeitsmerkmale. Laut einer anderen Untersuchung ist einer von fünf Menschen als chronisch prokrastinierend einzustufen. Bei einer Befragung von Studierenden gab bloß ein Prozent an, nie zu prokrastinieren.

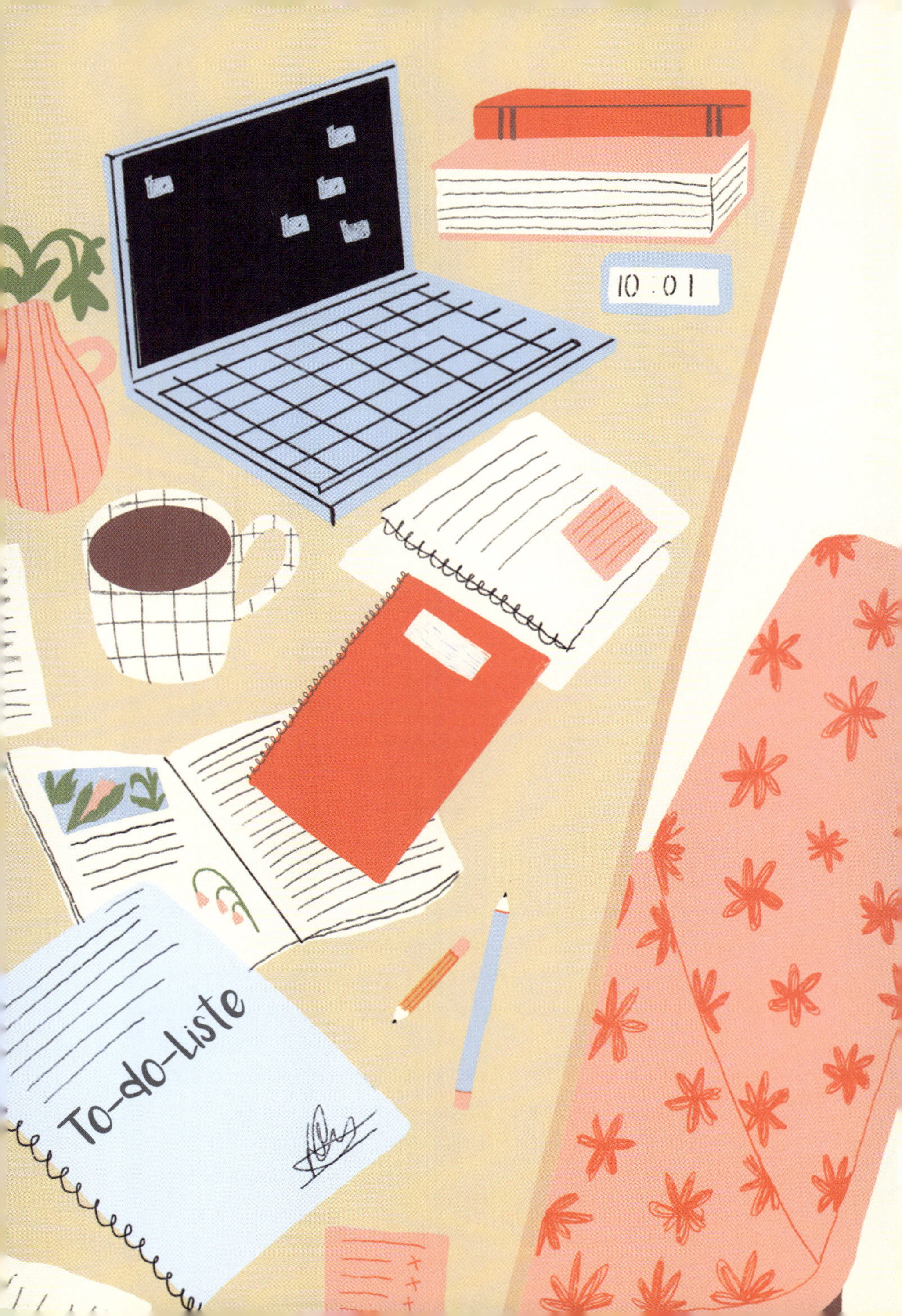
10:01
To-do-Liste

DER KAMPF DER PROKRASTINATION

Eine der ersten Untersuchungen, die versuchte, die Effekte des Prokrastinierens zu erfassen, maß 1997 die Studienleistungen, den Stress, die allgemeine Gesundheit und die Prokrastinationsgewohnheit amerikanischer Studierender. Auf kurze Sicht waren Prokrastinierende weniger gestresst als andere, wohl weil ihnen der Spaß wichtiger war als das Lernen. Doch auf lange Sicht bekamen sie schlechtere Noten und waren im Vergleich gestresster und öfter krank. Seitdem galt es als belegt, dass es ungesund sei, Dinge aufzuschieben. Dass es hierfür keinerlei Hinweise gibt, zeigen Untersuchungen der letzten Jahrzehnte. Außer der Tatsache, dass Prokrastination gemeinhin mit Faulheit assoziiert wird, hat sie wenig mit der Fähigkeit zum Zeitmanagement zu tun. Vereinfacht gesagt ist sie ein Kampf zwischen zwei Bereichen deines Gehirns: dem limbischen System (stell es dir als dein inneres, vierjähriges Ich vor) und dem präfrontalen Kortex. Das limbische System strebt nach sofortiger Befriedigung, während der präfrontale Kortex mit Planen und Entscheiden beschäftigt ist.

Vielleicht ist es langweilig oder frustrierend, oder es macht dir höllisch Angst, und du fühlst dich wie ein Hochstapler oder Versager.

Außerordentlicher Psychologie-Professor, Tim Pychyl

Das limbische System neigt dazu, auf Autopilot zu laufen. Immer wenn du dich nicht bewusst mit einer Aufgabe beschäftigst, bringt es dich dazu, dem nachzugeben, was sich gerade gut anfühlt. Dagegen ist der präfrontale Kortex sehr viel schwerer zu motivieren. Daher haben ferne Belohnungen, selbst wenn sie groß sind, im Vergleich zu unmittelbarem Genuss nicht besonders viel Einfluss auf uns.

Prokrastination ist nicht bloß eine schlechte Angewohnheit, sondern ziemlich fest in deinem Gehirn verankert. Neuere Untersuchungen legen nahe, dass sie mehr mit dem Umgang mit Gefühlen zu tun hat denn dem mit Zeit. Gehirnscans lassen vermuten, dass Menschen, die oft prokrastinieren, nicht besonders gut darin sind, Gefühle und Ablenkungen zu filtern. Der weltweit anerkannte Prokrastinations-Experte Piers Steel analysierte mehr als 200 Prokrastinations-Studien und fand eine eindeutige Verbindung zwischen Impulsivität und Prokrastination. Menschen, die dazu neigen, impulsiv zu handeln, prokrastinieren tendenziell häufiger. Geht es um impulsives Handeln, sollte man kurz innehalten, statt dem Impuls nachzugeben. Geht es um Prokrastination, sollte man auf der Stelle etwas tun, anstatt abzuwarten. Der gemeinsame Nenner ist Selbstkontrolle.

FRAGE DICH NACH DEM WARUM

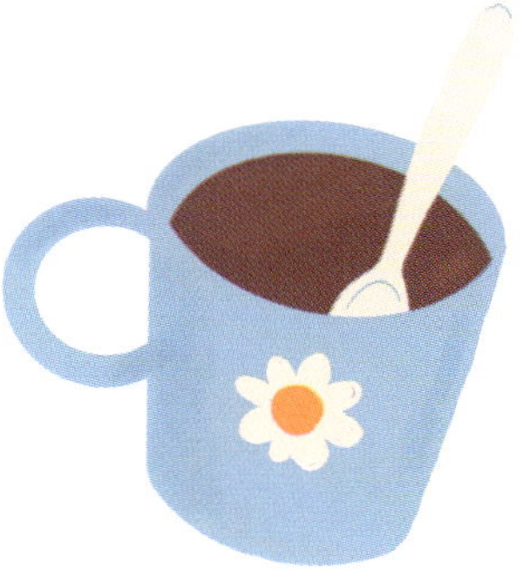

Was kannst du also tun, wenn du dich beim Prokrastinieren ertappst? Am Wichtigsten ist wohl, es zu bemerken und dich nach dem Warum zu fragen. Ist die Aufgabe zu groß und überwältigend? Fehlen dir Hilfsmittel? Lenkt dich zu viel ab? Fehlt dir das nötige Selbstvertrauen? Vielleicht schiebst du die Aufgabe auf, weil du glaubst, es nicht gut zu machen. Interessanterweise fand eine Studie heraus, dass du wahrscheinlich beim nächsten Mal nicht mehr prokrastinierst, wenn du dir das Prokrastinieren selbst verzeihen kannst. Wenn wir uns selbst verzeihen, verringern wir die mit einer Aufgabe verbundenen negativen Gefühle, die uns ansonsten dazu bringen können, sie das nächste Mal meiden zu wollen. Wenn du dich auf das gute Gefühl nach dem Erledigen einer Aufgabe konzentrieren kannst, hast du viel mehr Motivation, im Hier und Jetzt eine neue Aufgabe anzugehen.

Gibt es also vielleicht etwas, was du erledigen solltest, statt diesen Text hier zu lesen?

WIE VIELE DINGE VERSUCHST DU GERADE ZU TUN? MAN KOMMT LEICHT AUF DIE IDEE, MAN WÄRE PRODUKTIVER, WENN MAN VIEL GLEICHZEITIG ERLEDIGT: DOCH EFFEKTIVES MULTITASKING IST EINE ILLUSION.

Warum bin ich nicht multitaskingfähig?

Die Vorstellung, während des Fahrens texten zu können, gaukelt uns vor, Multitasking wäre etwas Erstrebenswertes. Doch in Wirklichkeit verlangsamt uns der Versuch, mehrere Dinge gleichzeitig zu tun, und führt zu mehr Fehlern. Wir sind einfach nicht gut darin, mit mehr als einem Entscheidungsprozess gleichzeitig fertigzuwerden.

Expert:innen sagen, dass genau genommen bereits der Begriff »Multitasking« falsch ist: Man sollte es »Task switching«, also Aufgaben wechseln, nennen. Forscher:innen vermuten, dass wir etwa 40 Prozent an Produktivität einbüßen, wenn wir uns an Multitasking versuchen. Was sich anfühlt wie Multitasking, ist eigentlich schnelles Hin-und-her-Wechseln zwischen Aufgaben, und die Zeit, die man dafür benötigt, summiert sich.

Es dauert aber doch nur Sekunden, um zwischen dem Lesen einer E-Mail und dem Bericht, den man unbedingt schreiben muss, zu switchen!? Keine große Sache – außer du switchst jedes Mal, wenn du eine neue E-Mail-Benachrichtigung bekommst. Und wie lange brauchst du, um wieder effektiv ins Schreiben zu kommen? Untersuchungen zeigen, dass das etwa 23 Minuten dauert. In manchen Fällen kamen die Teilnehmenden überhaupt nicht mehr in den Schreib-Flow.

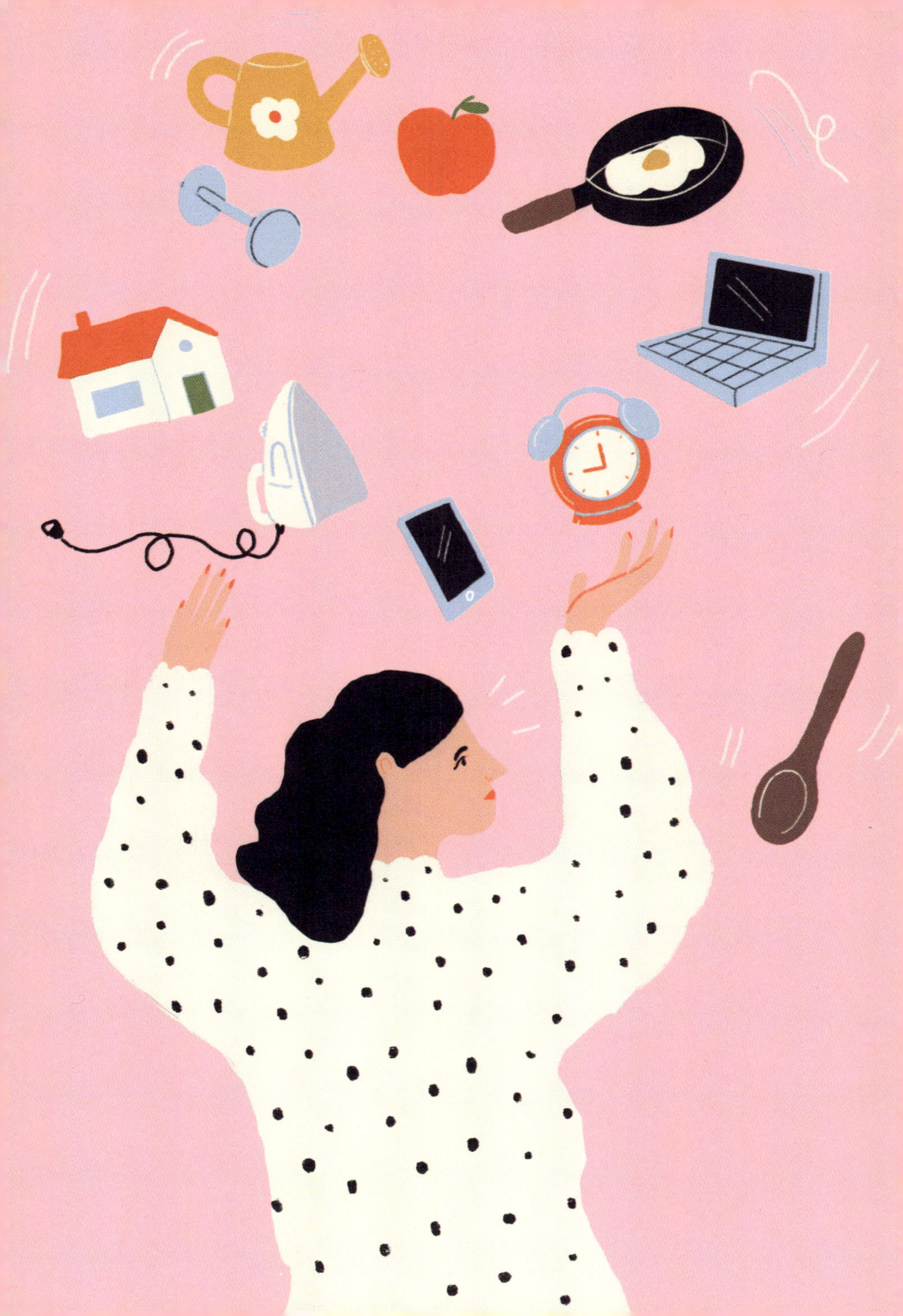

MANCHE AUFGABEN SIND EINFACHER ALS ANDERE

Wenn Multitasking so schwierig ist, wie kann es dann sein, dass du dieses Buch liest, zu Mittag isst und Musik hörst? Wie einfach es ist, mit mehreren Aufgaben zu jonglieren, hängt davon ab, wie aktiv dein präfrontaler Kortex währenddessen ist. Für natürliche Verhaltensweisen wie gehen, reden und essen benötigt man nicht viel Hirnleistung, weswegen wir all dies tun können, während wir gleichzeitig noch etwas anderes tun. Davon abgesehen, erhöht sich beim Telefonieren und Fahren das Risiko, einen Unfall zu bauen, um das Vierfache. Es hat sich gezeigt, dass es dem Fahren mit 0,8 Promille Alkohol im Blut gleichkommt.

In einer Studie wurden 56.000 Menschen beobachtet, während sie mit ihrem Auto eine Kreuzung überquerten. Die, die dabei telefonierten, hielten zehnmal seltener am Stoppschild. Selbst das Gehen, während man telefoniert, beansprucht dein Gehirn stark. Nur ein Viertel der Menschen, die beides gleichzeitig taten, bemerkten den Clown, der auf einem Einrad an ihnen vorbeifuhr.

Sobald es um mehrere Aufgaben geht, bei denen man nachdenken muss, wird klar, dass unser Gehirn einfach nicht für Multitasking ausgelegt ist.

DIE SUPERTASKER SIND UNTER UNS

Doch noch ist nicht alles verloren. Untersuchungen haben ergeben, dass ein kleiner Teil der Bevölkerung – etwa zwei Prozent – außergewöhnliche Multitasking-Fähigkeiten hat. Stell dir vor, gleichzeitig eine Fahrprüfung, komplexe Matheaufgaben und Gedächtnisübungen auf deinem Handy zu absolvieren. Menschen, die das mit Leichtigkeit schaffen, nennt man Supertasker, und sie haben Gehirne, die immer passiver werden, je mehr Aufgaben sie gleichzeitig bewältigen müssen. Und das ist noch nicht alles. Supertasker werden immer besser, nicht schlechter, je mehr Einzelaufgaben sie gleichzeitig erledigen.

Die Ironie ist, dass 90 Prozent von uns, sobald sie hören, dass es so etwas wie Supertasker gibt, beschließen, zu diesen zwei Prozent zu gehören. Doch Untersuchungen zeigen, dass die Menschen, die am meisten – und besonders selbstbewusst – Multitasking betreiben, auch häufiger besonders schlecht darin sind.

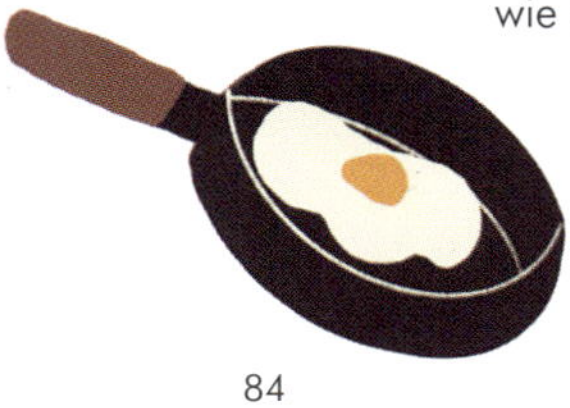

Multitasking ist, als würde man ständig an einer Pflanze ziehen. Der permanente Wechsel der Aufmerksamkeit bedeutet, dass neue Ideen und Konzepte keine Chance haben, Wurzeln zu schlagen und aufzublühen.

Professorin für Ingenieurwissenschaft, Barbara Oakley

DER PREIS DES MULTITASKING

Angenommen, du bist kein Supertasker, dann solltest du überlegen, zu welchem Preis du dich dennoch an Multitasking versuchst. Untersuchungen legen nahe, dass wir verlernen, uns zu fokussieren, je mehr wir versuchen, Dinge gleichzeitig zu tun. Wir bringen uns selbst wirksam bei, dass etwas Unbekanntes – eine ungelesene E-Mail oder die neueste Benachrichtigung – unsere Aufmerksamkeit immer mehr verdient hat als jede Aufgabe, mit der wir uns gerade eigentlich beschäftigen sollten.

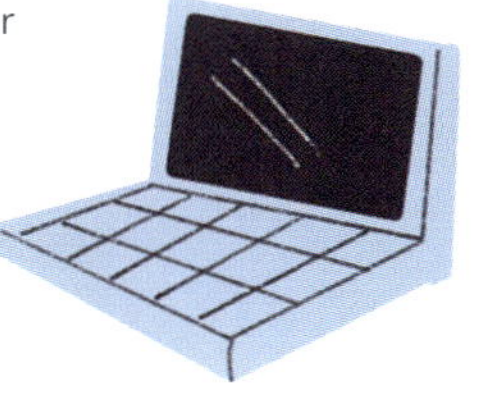

Wir opfern unseren Fokus, um sicherzugehen, bloß nichts Unerwartetes zu verpassen, doch verlieren dabei unsere Fähigkeit, Ablenkungen auszublenden. Und das bedeutet, dass wir nicht besonders gut darin sind, etwas zu erledigen oder gründlich über etwas nachzudenken. Wie Cal Newport in seinem Buch *Konzentriert arbeiten* sagt: »Jedes Bemühen, Ihre Konzentration zu verstärken, wird scheitern, wenn Sie nicht gleichzeitig Ihren Verstand von der Ablenkungssucht entwöhnen.«

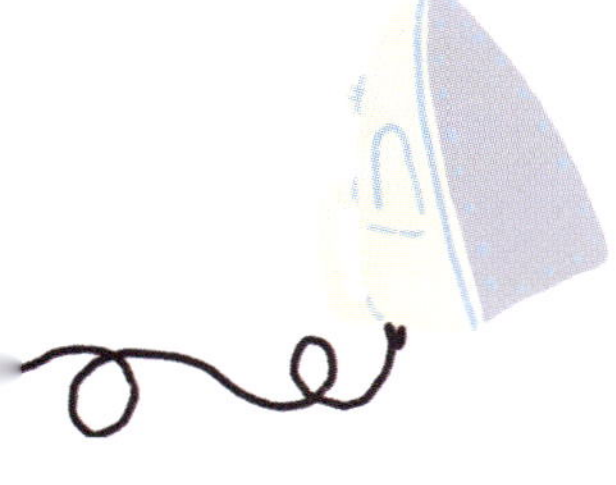

Warum weiß ich nicht mehr, was ich

Viele von uns standen schon verwirrt in einem Zimmer, das sie gerade erst betreten hatten. Forscher:innen haben Experimente durchgeführt, um herauszufinden, was da los ist. Zunächst haben sie Teilnehmende ein Videospiel spielen lassen. Darin liefen sie durch virtuelle Räume und sollten einen farbigen Gegenstand von einem Tisch zu einem anderen bringen, den Gegenstand dort ablegen und einen anderen an sich nehmen. Klingt ganz einfach. Doch sobald die Spieler:innen den Gegenstand hatten, konnten sie ihn nicht mehr sehen.

Hin und wieder fragten die Forscher:innen nach Farbe und Form des Gegenstands. Es stellte sich heraus, dass die Spielenden sich sehr viel schlechter daran erinnerten, wenn sie gerade durch eine Tür gegangen waren – schlechter, als wenn sie die gleiche Distanz im selben Raum zurückgelegt hatten.

Als Nächstes stellten die Forscher:innen das Spiel im echten Leben nach. Die Teilnehmenden liefen umher, hoben Gegenstände von Tischen auf, legten sie wieder weg und transportierten sie dabei in Schuhkartons, damit sie sie nicht sehen konnten. Tatsächlich konnten sie sich schlechter daran erinnern, was in den Kartons war, wenn sie zuvor durch eine Tür gegangen waren, selbst wenn sie die exakt gleiche Strecke gelaufen waren. Die Wahrscheinlichkeit, es vergessen zu haben, war dann zwei- bis dreimal höher.

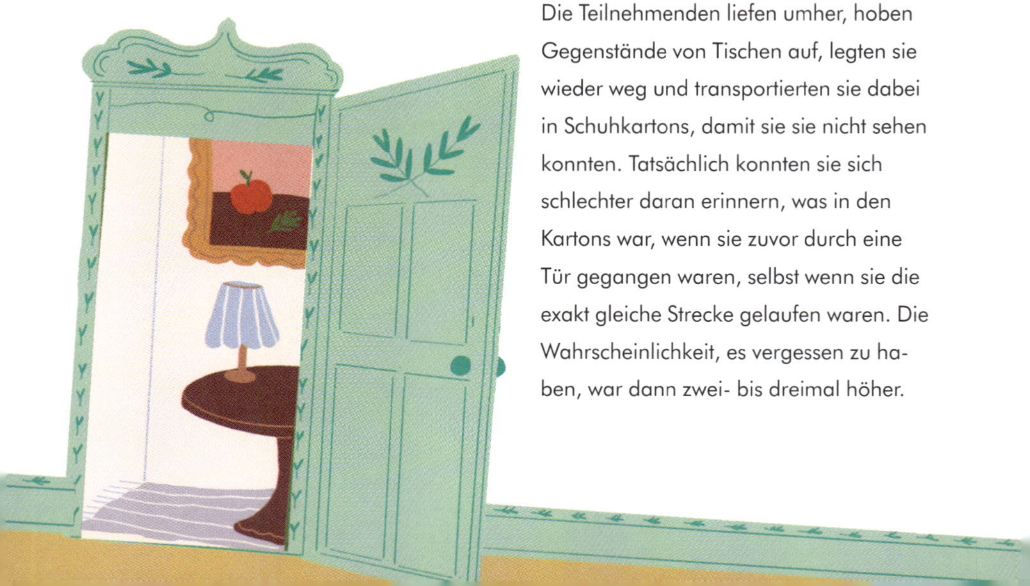

DU GEHST MIT EINER BESTIMMTEN ABSICHT IN EIN ZIMMER. DOCH DANN ERINNERST DU DICH NICHT MEHR AN DEN GRUND. BILDEST DU DIR DAS BLOSS EIN, ODER MACHT DAS ÜBERSCHREITEN VON TÜRSCHWELLEN WIRKLICH VERGESSLICH?

in diesem Zimmer wollte?

LAGE, LAGE, LAGE

Du denkst vielleicht, die Spielenden hätten doch nur zurückgehen müssen, um sich daran zu erinnern, was sie transportierten. Psycholog:innen nennen dies »das Prinzip der Enkodierungsspezifität«. Der Gedanke dahinter ist, dass du dich im gleichen Kontext, in dem du die Information erhalten hast, besser an sie erinnern kannst. Doch die Forschenden überprüften das und stellten fest, dass es den Teilnehmenden nicht half, in den ursprünglichen Raum zurückzugehen, um sich an den Gegenstand zu erinnern.

RAUS MIT DEM ALTEN, REIN MIT DEM NEUEN

Wissenschaftler:innen haben es den Tür-Effekt getauft. Dieser erklärt einige interessante Dinge darüber, wie unsere Erinnerungen funktionieren: Da es unmöglich ist, ständig sämtliche im Gehirn abgespeicherten Informationen griffbereit zu haben, teilen wir Gedanken und Erinnerungen in separate Ereignisse auf. Sobald ein Ereignis vorbei ist, verwirft das Gehirn einige alte Informationen, bereit, neue, wichtigere aufzunehmen. Wie entscheiden wir, wann ein Ereignis vorbei ist? Untersuchungen legen nahe, dass das Durchqueren einer Tür eine sogenannte Ereignisgrenze darstellt, also einen von vielen Auslösern, anhand derer unser Gehirn entscheidet, dass ein neues Ereignis begonnen hat.

Wenn du also durch eine Tür gehst, signalisiert das deinem Gehirn, dass etwas Neues begonnen hat. Informationen, die im vorherigen Raum relevant waren, sind jetzt nicht mehr wichtig. Erstaunlicherweise reicht es bereits aus, an das Durchqueren einer Tür zu denken, um leichter etwas zu vergessen.

Was können wir gegen den Tür-Effekt tun? Nicht viel, außer man will den Rat von Professor Gabriel Radvansky beherzigen: »Türen sind schlecht. Meide sie um jeden Preis.«

WENN DU WACH BIST, VERBRINGST DU ETWA 10% DEINER ZEIT MIT GESCHLOSSENEN AUGEN – BLINZELND. WARUM BLINZELN WIR SO OFT, UND WARUM BEMERKEN WIR NICHT, DASS DIE WELT DABEI JEDES MAL IN DUNKELHEIT VERSINKT?

Warum blinzle ich so viel?

Wenn du am Tag 16 Stunden wach bist, hast du für mehr als anderthalb Stunden die Augen geschlossen. Das kommt einem sehr lang vor und legt nahe, dass Blinzeln etwas Wichtiges leistet. Die offensichtlichste Erklärung ist die Tatsache, dass ein Blinzeln jedes Staubkorn wegwischt, das auf deinem Auge landet. Blinzeln hält auch dein Auge feucht. Jedes Blinzeln dauert nur den Bruchteil einer Sekunde, doch das reicht, um die perfekte Mischung aus Schmierflüssigkeiten auf der Oberfläche deines Auges zu verteilen. Ist es so einfach? Jein.

Blinzeln hält dein Auge sauber und feucht, doch Untersuchungen zeigen, dass wir nicht annähernd so oft blinzeln müssten, wenn es nur darum ginge. Denk doch mal an das letzte Mal, als du »Wer zuerst blinzelt« gespielt hast: Du warst ohne Probleme imstande, länger als ein paar Sekunden nicht zu blinzeln. Es geht also um mehr, als nur um den Reinigungsservice.

Einen Hinweis auf die Funktion gibt auch der Zeitpunkt des Blinzelns. Vielleicht dachtest du, das sei völlig willkürlich, doch wir blinzeln in ganz bestimmten Momenten. Wenn wir lesen, blinzeln wir am Ende eines Satzes. Hören wir jemandem zu, blinzeln wir während natürlicher Sprechpausen. Und wenn wir einen Film schauen, blinzeln wir bei Szenen, in denen sich die Handlung verlangsamt – nachdem etwas Wichtiges passiert ist oder wenn die Hauptfigur kurz nicht zu sehen ist. Zudem synchronisieren wir unser Blinzeln mit dem

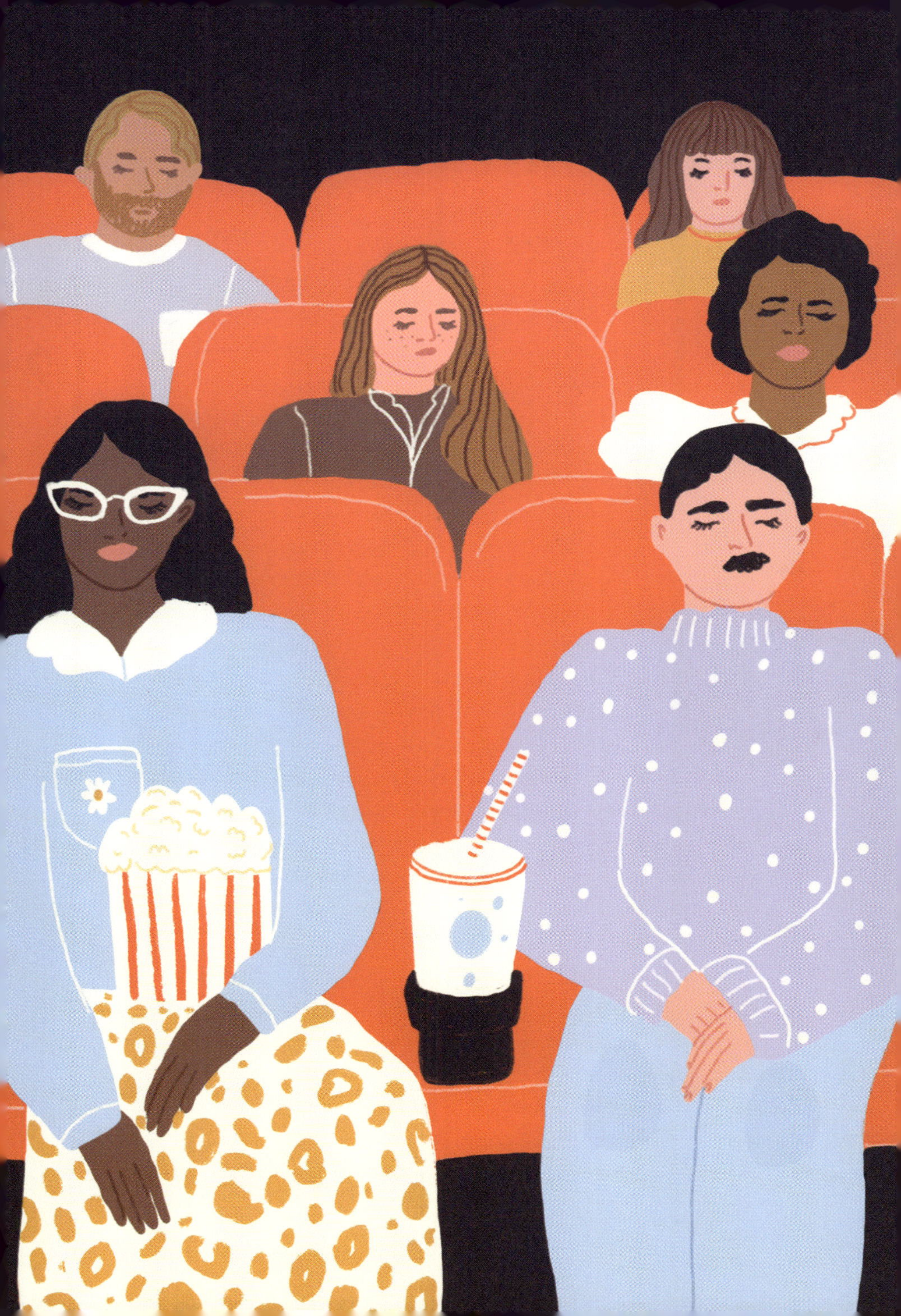

anderer, wenn wir zum Beispiel gemeinsam fernsehen. Eine faszinierende Studie fand heraus, dass erfahrene Magier:innen das synchronisierte Blinzeln nutzen, um die Geheimnisse ihrer Illusionen zu verbergen.

EIN MOMENT DER RUHE

Wissenschaftler:innen wollten mehr über das Timing des Blinzelns wissen und erfassten die Hirnaktivitäten von Menschen, die sich gerade Mr-Bean-Filme ansahen (offenbar ist Rowan Atkinson sehr gut im Synchronisieren von Blinzlern). Sie wollten herausfinden, welche Gehirnbereiche beim Blinzeln eher aktiv bzw. inaktiv sind. Es zeigte sich, dass es beim Blinzeln zu einem Aktivitätshöhepunkt in den Bereichen kommt, die am »Default-Mode der Hirnaktivität« beteiligt sind. Im Default-Mode arbeitet das Gehirn immer dann, wenn man sich in einem Zustand der Ruhe, der wachen Erholung befindet, durch nichts von außen abgelenkt wird. Es ist derselbe Modus, den das Gehirn auch bei Stille erreicht (siehe Seite 29). Vielleicht ist das Blinzeln eine Art schnelle mentale Auszeit alle paar Sekunden.

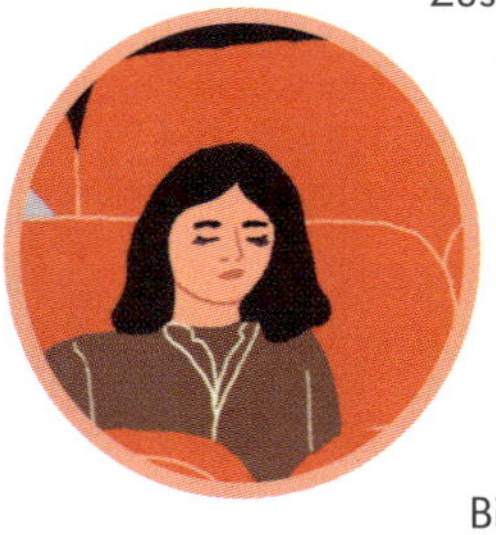

Um zu testen, ob diese kleine mentale Pause bloß das Ergebnis davon ist, kurzzeitig nichts zu sehen, fügten die Forscher:innen dem Film Bildausfälle hinzu – einen schwarzen Bildschirm, etwa so lange zu sehen, wie ein Blinzeln dauert. Doch dabei war weit und breit kein Default-Mode zu erkennen. Für unser Gehirn bedeutet Blinzeln also mehr als nur einen Moment lang nichts zu sehen. Die Forscher:innen vermuten, dass diese kurzen Momente der Ruhe und Selbstwahrnehmung uns womöglich helfen, uns zu fokussieren und mehr auf die Welt um uns zu achten, sobald wir die Augen wieder öffnen.

ICH SEHE DAS LICHT

Das Seltsame am Blinzeln ist, dass wir uns dessen kaum bewusst sind. Würdest du in einem Raum ohne Fenster sitzen, in dem jemand alle paar Sekunden das Licht aus- und wieder anmacht, würdest du das sicher bemerken. Vermutlich wärst du ziemlich genervt davon. Doch so ähnlich ist das auch, wenn wir blinzeln: Die Welt versinkt für einen Moment im Dunkeln. Trotzdem fühlt es sich nicht so an, als ob unser Blick auf die Welt überhaupt gestört worden wäre.

Unser Gehirn macht eine Menge Prognosen, um unsere Bewegungen zu kompensieren, eine Art geistige Steadicam.

Psychologie-Professor, Patrick Cavanagh

Was passiert in unserem Gehirn, das es uns erlaubt, diese Momente der Dunkelheit gar nicht zu bemerken? Aktuelle Studien untersuchten zwei verschiedene Möglichkeiten. Erstens, ob unser Gehirn nach jedem Blinzeln zurückdatiert, was wir sehen. In diesem Fall gehen wir davon aus, dass das, was wir nach dem Blinzeln sehen, auch für die Zeit gilt, in der unsere Augen geschlossen waren. Unser Gehirn füllt einfach nur die Lücken aus. Die zweite Möglichkeit ist, dass unser Gehirn am Bild von der Außenwelt vor dem Blinzeln festhält, während unsere Augen geschlossen sind.

Um diese zwei Möglichkeiten zu überprüfen, führten Wissenschaftler:innen einige raffinierte Experimente durch, darunter einen auf eine Leinwand geworfenen Buchstaben. Die Teilnehmenden mussten sagen, wie lange der Buchstabe zu sehen war, einmal durften sie dabei blinzeln, einmal nicht. Doch die Ergebnisse der Studie legten nahe, dass keine der beiden Möglichkeiten zutrifft. Die Teilnehmer:innen unterschätzten die Zeit, die der Buchstabe sichtbar war, wenn sie blinzelten. Das lässt vermuten, dass unser Gehirn das Blinzeln einfach ignoriert und kurzzeitig unsere Wahrnehmung der Außenwelt herunterfährt. Doch wir wissen immer noch nicht, wie unser Gehirn es schafft, uns vorzumachen, die Welt sei kontinuierlich zu sehen, obwohl wir blinzeln. Doch wenn jemand zu dir sagt: »Nicht blinzeln, sonst verpasst du etwas«, denk daran, dass ein Blinzeln deinem Gehirn womöglich genau die Auszeit verschafft, die es gerade braucht.

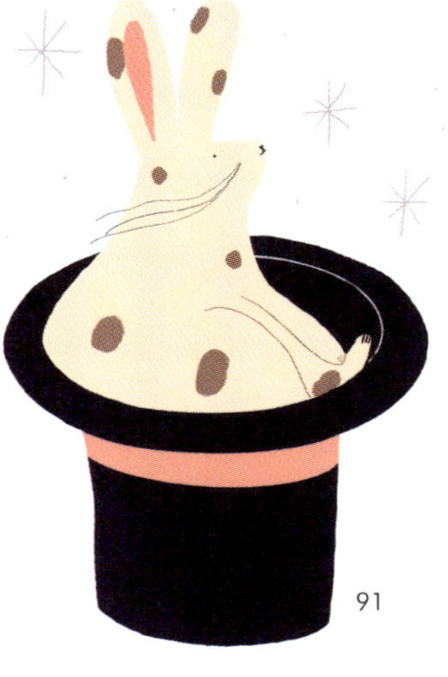

VIELE VON UNS WERDEN ROT, WENN SIE VERLEGEN SIND, SICH SCHÄMEN ODER NERVÖS SIND; IMMER DANN, WENN WIR AM WENIGSTEN AUFFALLEN WOLLEN. WARUM KÖNNEN WIR DAS NICHT KONTROLLIEREN? UND DIENT DAS ROTWERDEN EINEM ZWECK?

Warum werde ich rot?

Charles Darwin zufolge ist das Rotwerden »die sonderbarste und menschlichste aller Ausdrucksformen«. Er schickte Briefe an Kolonialverwalter und Missionare auf der ganzen Welt, um die Antwort auf eine einfache Frage zu finden: Werden alle Menschen rot? Die Antwort ist Ja. Rotwerden ist etwas, was uns von allen Tieren unterscheidet. Im Unterschied zu den meisten Ausdrucksformen gibt es hierzu bei keinem anderen Tier ein Äquivalent.

Wenn dein Gesicht rot anläuft, dann ist das kein allzu komplizierter Vorgang. Die Muskeln in deinen Gefäßwänden entspannen sich und lassen mehr Blut hindurch. Der Blutfluss in deiner Haut wird kontrolliert durch das sympathische Nervensystem (auch verantwortlich für die Kampf-Flucht-Reaktion). Wird dieses aktiviert, wird das Hormon Adrenalin freigesetzt, das als Stimulans fungiert. Deine Blutgefäße weiten sich, um mehr Blut hindurchzulassen und die Sauerstoffzufuhr an deine Muskeln zu erhöhen. Du bist bereit, dir einen guten Kampf zu liefern oder schleunigst zu verschwinden.

WIE PEINLICH

Doch manchmal reagieren auch die Venen in deinem Gesicht auf das Adrenalin: Sie weiten sich und lassen mehr Blut hindurch als sonst. Die erhöhte Durchblutung sorgt für die sich ausbreitende Röte und Wärme, die wir erröten

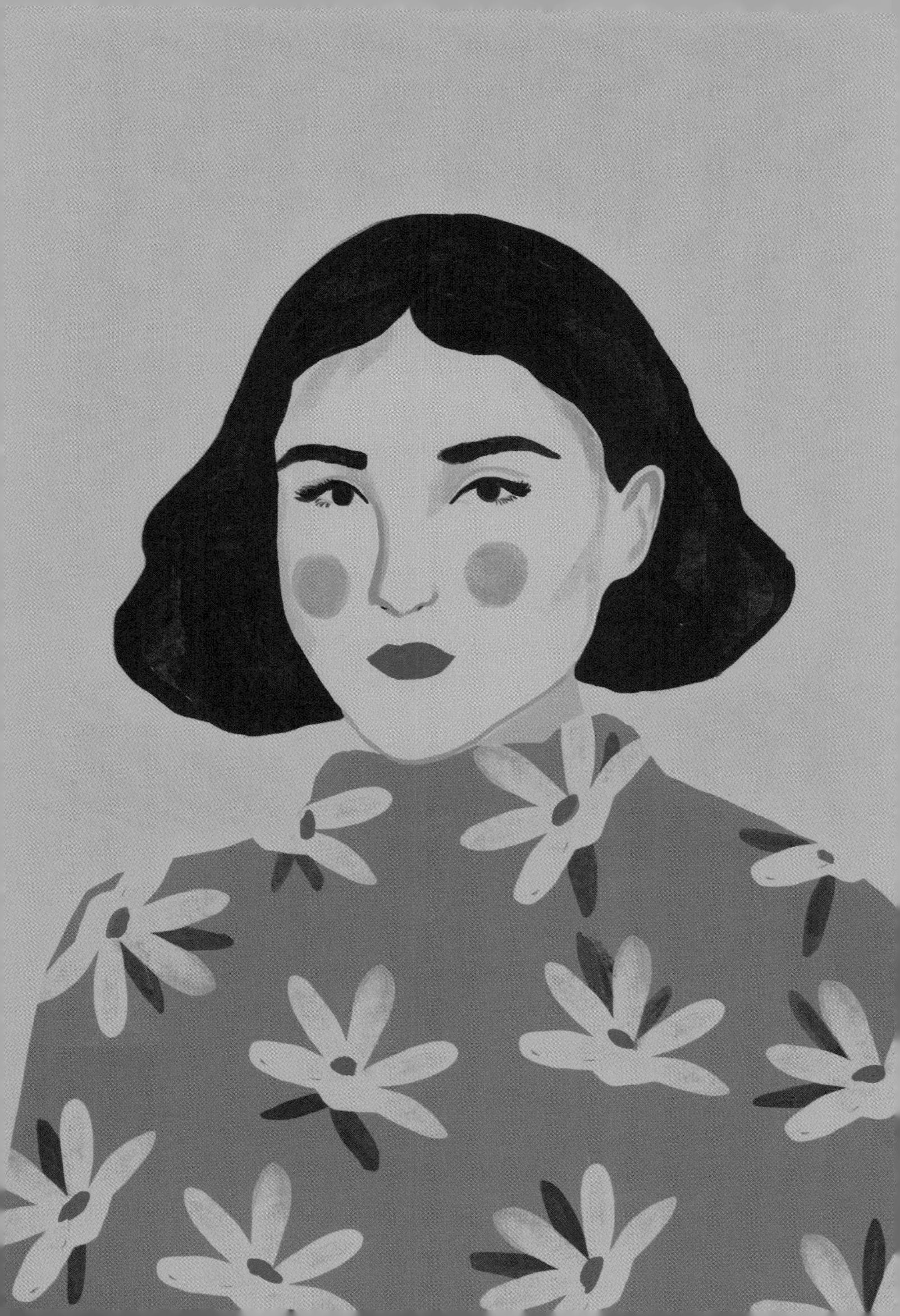

nennen. Wie du vielleicht selbst schon erlebt hast, haben wir darüber keinerlei Kontrolle. Du kannst nicht auf Kommando rot werden und auch nicht damit aufhören, wenn du es willst. Das Interessante: Dein Körper ruft an anderen Stellen keine solche Reaktion in den Venen hervor.

Warum also werden unsere Wangen glühend rot? Wir wissen es nicht mit Sicherheit, doch zumindest sind bestimmte Auslöser bekannt: Wir werden rot, wenn uns etwas peinlich ist, wir uns schämen oder uns bloßgestellt fühlen. Es passiert, wenn wir ungewollt öffentlich Aufmerksamkeit erregen. Grausame Ironie, dass genau dann, wenn man sowieso schon vor Scham im Boden versinken möchte, unsere Wangen knallrot anlaufen und so noch mehr Aufmerksamkeit auf uns lenken. Sogar wenn man gesagt bekommt, man wäre rot, auch wenn man das gar nicht ist, kann das dazu führen, dass man errötet.

Erröten ist unfreiwillig und unkontrollierbar – ein Schauspieler kann ein Lächeln, Lachen oder Stirnrunzeln nachahmen, doch kein Erröten.

Psychologie-Professor, Ray Crozier

WENN ROTWERDEN ZUM PROBLEM WIRD

Chronisches Erröten – wenn jemand häufiger und intensiver rot wird als andere – ist eine schwerwiegende Erkrankung. Etwa fünf Prozent der Bevölkerung leiden darunter, und ein schneller Blick auf eine Webseite, die Betroffene unterstützt, enthüllt so einige Geschichten von Menschen, die sich nicht mehr aus dem Haus trauen. Chronisch errötende Menschen werden in normalen sozialen Situationen rot, zum Beispiel wenn jemand ihren Namen sagt. Es gibt ein paar Behandlungsmöglichkeiten: Manche benutzen korrigierendes Make-up, anderen helfen bestimmte Medikamente, wiederum andere lindern die Symptome durch kognitive Verhaltenstherapie oder Hypnotherapie.

Eine umstrittene Möglichkeit ist ein chirurgischer Eingriff, bei dem in der Regel im Achselbereich die für das Erröten verantwortlichen Nerven durchtrennt werden, die die Blutgefäße im Gesicht dazu bringen, sich zu weiten. Diese Operation wird ganz unterschiedlich bewertet: Viele Patient:innen berichten, es habe ihr Problem gelöst, doch manche sind damit auch unglücklich. Denn diese Nerven sind auch fürs Schwitzen verantwortlich, und so haben manche Patient:innen hinterher ein ganz anderes, aber nicht weniger peinliches Problem: Da das Gesicht nicht mehr schwitzen kann, gleicht der Körper das durch extremes Schwitzen an anderen Stellen aus.

DIE VORTEILE DES ERRÖTENS

All das wirft die Frage auf: Warum erröten wir überhaupt? Verschafft uns das heiße Glühen der Scham irgendeinen Vorteil? Untersuchungen legen nahe, dass die Antwort ein klares Ja ist. Eine Studie zeigte, dass wir eher den Menschen vertrauen, die sich schneller schämen. Zum Beispiel freunden wir uns viel lieber mit Menschen an, die eher beschämt als stolz darauf reagieren, wenn man ihnen sagt, dass sie in einem Test gut abgeschnitten haben.

Und was ist mit dem Rotwerden selbst? Eine Vielzahl von Studien weist darauf hin, dass das Erröten sich als Anzeichen für Reue oder Bedauern entwickelt haben könnte. Erröten signalisiert, dass wir um unseren Fehltritt wissen und er uns leidtut. Es ist ein zuverlässiger Beweis dafür, dass wir uns tatsächlich schlecht fühlen, wenn wir etwas Falsches getan haben. Da wir das Erröten nicht kontrollieren können, ist es viel verlässlicher, als bloß zu sagen, dass es einem leidtut. Wir vertrauen und verzeihen eher Menschen, die rot werden, als denen, die es nicht werden. Daher denken viele Wissenschaftler:innen, dass es einen wichtigen Bestandteil des sozialen Kitts bildet, der unsere Gesellschaft zusammenhält. Wenn du also das nächste Mal das vertraute Glühen des Unbehagens verspürst, erinnere dich daran, dass es auch etwas Positives hat: Du teilst der Welt mit, dass man dir vertrauen kann.

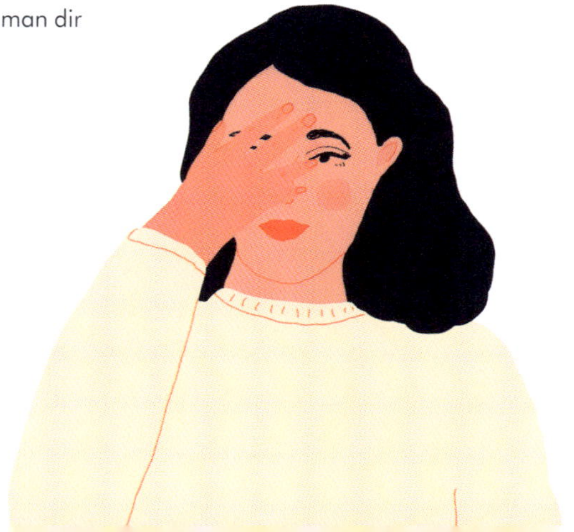

MIT JEMANDEM IN BLICKKONTAKT ZU TRETEN IST AUSDRUCKSSTARK, DOCH AB WANN WIRD ES UNANGENEHM, EINEM BLICK STANDZUHALTEN? UND WIESO IST ES SO SCHWIERIG, DABEI GLEICHZEITIG ZU DENKEN?

Von Geburt an sind uns Gesichter, die uns direkt anschauen, lieber. Und seit Kindertagen reagiert unser Gehirn eher auf Gesichter, die uns direkt in die Augen sehen, als auf die, die wegschauen. Unsere Augen haben sich so entwickelt, dass es sehr offensichtlich ist, in welche Richtung wir schauen. Kein anderer Primat hat wie wir einen herausgestellten weißen Bereich um die Iris. (Siehe Seite 44)

Nimmt jemand häufig Blickkontakt zu uns auf, neigen wir dazu, diese Person – zumindest in westlichen Kulturen – als liebenswürdiger, intelligenter und selbstbewusster einzuschätzen als jemanden, der weniger Blickkontakt sucht. Wir schätzen auch Fremde, zu denen wir Blickkontakt hatten, eher so ein, dass sie uns in Sachen Persönlichkeit und Auftreten ähnlicher sind als andere Fremde.

SIEH MICH AN

Wir fühlen uns gut, wenn wir mit jemandem Blickkontakt aufnehmen. Doch du hast sicher auch schon erlebt, dass du dich unwohl und verwundbar gefühlt hast, wenn dieser zu lange dauerte. Wie lang ist zu lang?

Forscher:innen baten 500 Freiwillige, sich ein Video anzusehen, in dem ein Schauspieler sie zwischen einer Zehntelsekunde und zehn Sekunden lang ansah. Die Freiwilligen drückten eine Taste, sobald ihnen der Augenkontakt unangenehm wurde. Der Durchschnitt fühlte sich mit einem 3,3 Sekunden dauernden Blickkontakt wohl (nur einen Augenblick später empfanden sie den Schauspieler als heimtückisch oder verdächtig).

Was geschieht, wenn man über die Wohlfühlgrenze hinaus Blickkontakt hält? Menschen, die sich für zehn

Warum ist es so anstrengend, Blickkontakt

Minuten in die Augen sahen, erklärten, dass sie einen veränderten Bewusstseinszustand erlangten. Die Hälfte sagte, sie hätte ihr eigenes Gesicht in dem des anderen gesehen, 75 Prozent gaben an, ein Monster gesehen zu haben, und 90 Prozent sagten, das Gesicht ihres Gegenübers hätte entstellt ausgesehen. Womöglich gibt es einen guten Grund für das Bedürfnis wegzuschauen!

SIEH WEG

Hast du schon einmal erlebt, wie jemand während einer Unterhaltung wiederholt den Blickkontakt unterbrochen hat? Oder selbst das Bedürfnis gehabt wegzusehen, um nachdenken zu können, wenn dir jemand eine schwierige Frage gestellt hat?

1988 fanden Forscher:innen heraus, dass wir eher von jemandem wegsehen, wenn unser Gehirn intensiv an einer bestimmten Aufgabe arbeitet. Nicht aus Scham oder Schüchternheit. Wenn wir wegsehen, schneiden wir bei Gedächtnis- und Allgemeinwissenstests besser ab. Japanische Forscher:innen überprüften den Effekt, indem sie Freiwillige ein Wort-Assoziationsspiel spielen ließen, während sie in ein computergeneriertes Gesicht sahen. Zu verschiedenen Zeitpunkten wurden die Teilnehmenden gebeten, den Blickkontakt zu halten oder wegzusehen. Die Wissenschaftler:innen fanden heraus, dass es schwieriger war, die richtigen Wörter zu finden, wenn Blickkontakt bestand. Je weniger vertraut das Wort war, nach dem gesucht wurde, desto schwieriger wurde es für die Person, das Gesicht im Blick zu behalten.

Es scheint, dass Blickkontakt derart geistig stimulierend ist, dass unser Gehirn überlastet wird, wenn wir versuchen, zu denken und dabei jemanden anzusehen. Wenn klar zu denken Priorität hat, sehen wir weg. Wenn du also mit jemandem sprichst und derjenige sieht weg, denk nicht, die Person wäre gelangweilt. Das Gegenteil ist der Fall: Es könnte gut sein, dass eure Unterhaltung so interessant ist, dass das Gehirn Überstunden macht.

zu halten?

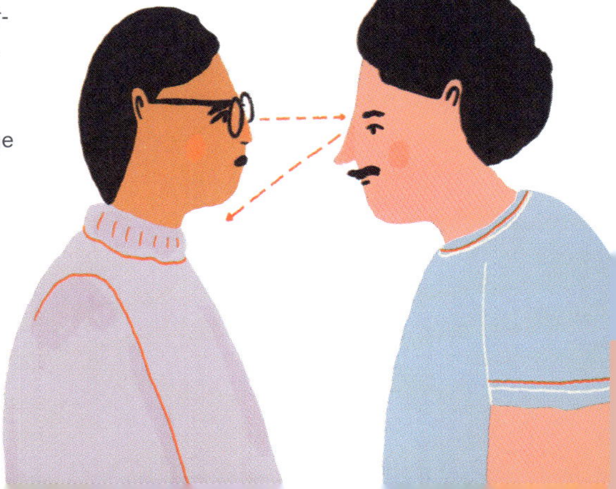

UNFREIWILLIGE MUSIKBILDER BEDEUTEN, EIN LIED NICHT MEHR AUS DEM KOPF ZU BEKOMMEN. MAN SAGT DAZU AUCH »OHRWURM«, EIN PASSENDES, DOCH BEUNRUHIGENDES BILD.

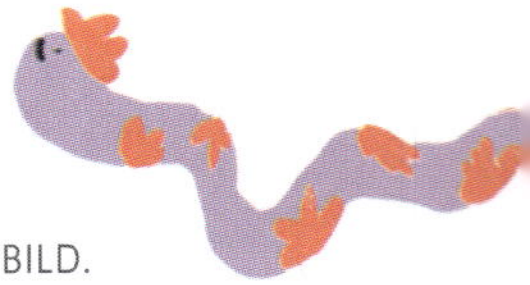

Warum kann ich nicht aufhören, dieses eine Lied zu summen?

Der Begriff »Ohrwurm« wurde 1979 von dem Psychiater Cornelius Eckert geprägt. Im Englischen nennt man es *tune wedgie*, *sticky tunes* oder auch *stuck song syndrome*. In Italien sagt man *canzone tormentone* – quälende Lieder. Ohrwürmer sind nicht grundsätzlich gut oder schlecht, doch sie sind eingängig und oft extrem nervig, weil man sie nur schwer loswird. Untersuchungen zeigen, dass 91 Prozent der Menschen einmal die Woche einen Ohrwurm haben, und ein Viertel hat täglich einen. 15 Prozent der Leute sagen, dass sie Ohrwürmer anstrengend finden.

Interessanterweise taucht Musik viel häufiger unerwartet und ungewollt in unserem Kopf auf als Bilder, Wörter oder Gerüche. Die Wahrscheinlichkeit, einen Ohrwurm zu bekommen, scheint von drei Dingen abzuhängen: der Musik, der Person und der Situation.

WAS MACHT EINEN GUTEN OHRWURM AUS?

Wissenschaftler:innen der Universität von London fanden heraus, dass die meisten Lieder unter den richtigen Umständen zu Ohrwürmern werden können. Doch viel häufiger bleibt uns ein Lied im Kopf, das wir gut kennen, und Lieder mit Gesang nisten sich eher ein als reine Instrumentalstücke. Sie sind zwischen acht und fünfzehn Sekunden lang und folgen oft einer musikalischen

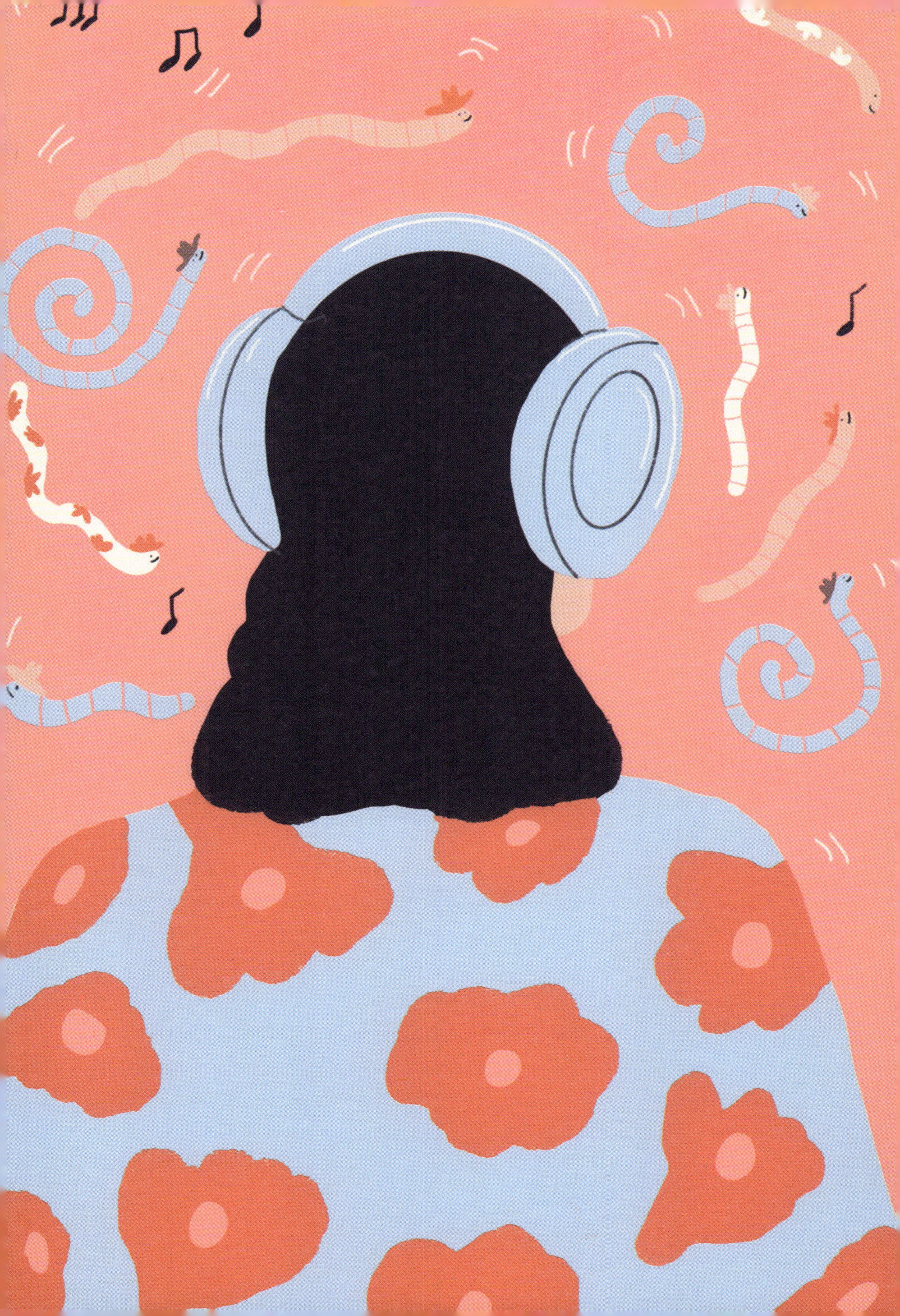

Zauberformel. Die Schlüsselkomponenten sind lange Noten und kurze Intervalle (wie das Spielen von Klaviertasten, die nah beieinander liegen). Es überrascht nicht, dass Lieder mit diesen Eigenschaften auch einfacher zu singen sind.

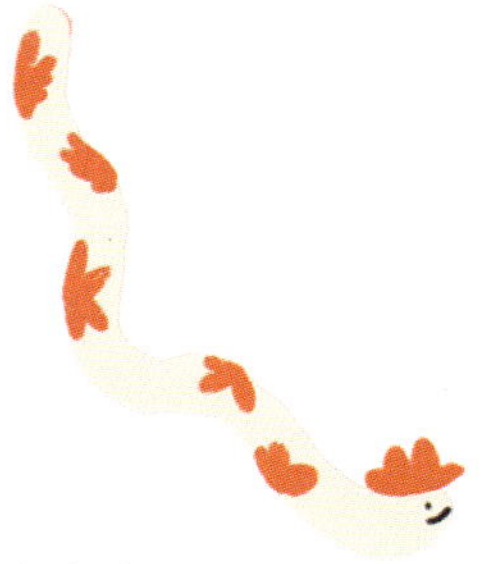

Ohrwürmer sind oft vorhersehbar und wiederholend, doch mit genug Abwechslung, um dich bei Laune zu halten. Klassische Ohrwürmer sind »We Built this City« von Starship, ABBAs »Waterloo«, »Who Let the Dogs Out?« von Baha Men und Taylor Swifts »Shake it Off«.

WARUM ICH? WARUM JETZT?

Musiker:innen haben häufiger einen Ohrwurm als andere, da das Üben und Spielen von Musik empfänglicher dafür macht, eine Melodie im Kopf zu behalten. Menschen, denen Musik viel bedeutet (auch wenn sie keinerlei Ausbildung darin haben), bleibt auch häufiger ein Lied im Kopf als Menschen, die sich nicht so sehr für Musik interessieren. Wenn du oft bei Liedern mitsingst und zu ihnen tanzt, hast du sicher auch häufiger einen Ohrwurm.

Es überrascht nicht, dass einem eher ein Lied im Kopf bleibt, das man gerade erst gehört hat. Und auch wenn man ein Lied mehrmals hintereinander hört, stehen die Chancen gut, dass es zu einem Ohrwurm wird. Und wenn es einfach zu singen ist und man es nachsingt, bleibt es natürlich noch eher im Kopf, selbst wenn man es längst überhat.

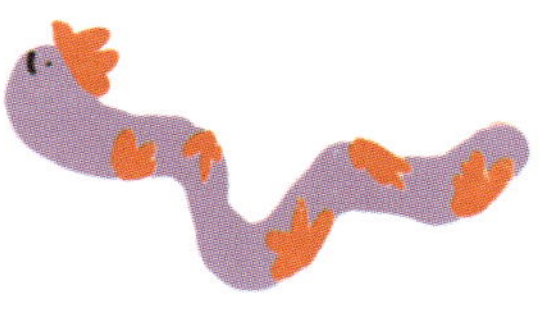

Auch Erinnerungen tragen ihren Teil bei. Wenn man sich zum Beispiel an einem bestimmten Ort befindet, könnte das ein Lied hervorrufen, das man damit verbindet. Wenn du häufig von Ohrwürmern geplagt wirst, ist es hilfreich zu wissen, dass man eher zu welchen neigt, wenn man müde, gestresst oder gelangweilt ist: Untersuchungen zeigen, dass man häufig einen Ohrwurm entwickelt, wenn man in einer Schlange wartet.

... dieser kleine Ausschnitt, oft ein Teil des Refrains, der einfach immer und immer wieder in deinem Kopf wie in einer Endlosschleife abgespielt wird.

Professorin der Psychologie, Jennifer Talarico

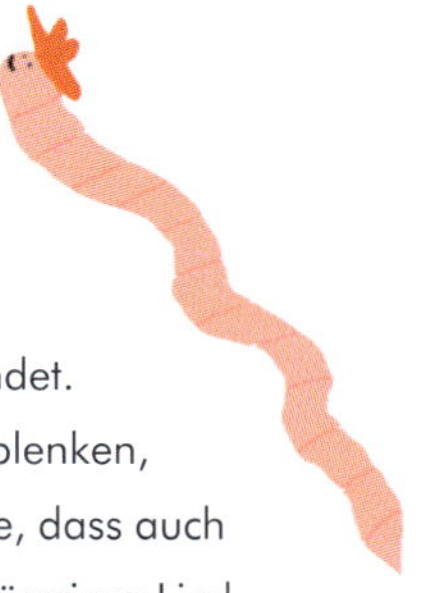

WIE WIRD MAN DEN WURM LOS?

Es gibt zwei Möglichkeiten, auf einen Ohrwurm zu reagieren: Du kannst versuchen, dich abzulenken, oder du kannst einfach damit fertigwerden – was wahrscheinlich bedeutet, den Wurm zu ertragen, bis er von allein verschwindet. Ein Kreuzworträtsel oder ein Sudoku zu lösen könnte dich ablenken, oder ein Gespräch oder andere Musik. Eine Studie legt nahe, dass auch Kaugummikauen helfen könnte. Bei Menschen, die ein eingängiges Lied hörten und direkt im Anschluss Kaugummi kauten, war die Wahrscheinlichkeit 30 Prozent geringer, einen Ohrwurm davon zu bekommen. Dahinter steckt die Theorie, dass wir die Worte eines Ohrwurms in unserem Kopf vor uns her sagen und Kauen diesen Vorgang unterbricht.

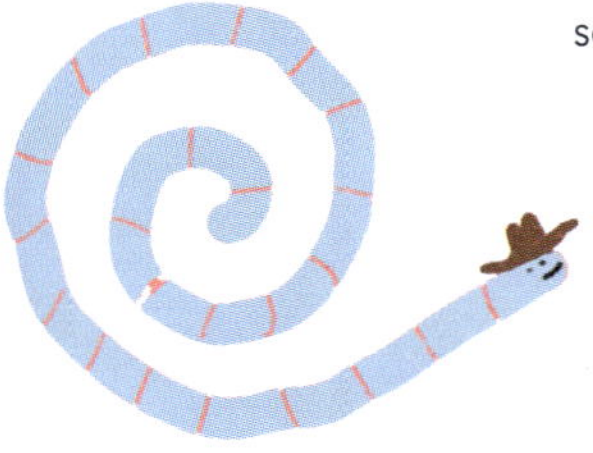

Eine andere Studie fand heraus, dass es für viele Menschen einen klaren Gewinner gibt, wenn es um eine Strategie geht, wie man einen Ohrwurm wieder loswird – doch das wird echt kein Spaß, wenn es der Ohrwurm von einem Lied ist, das du hasst. Du musst ihn herauskitzeln, indem du dir das Lied absichtlich anhörst. Besser noch: es laut singst. Wurm, verschwinde!

SCHON MAL ELVIS IN EINEM KARTOFFELCHIP GESEHEN? WIE STEHT'S MIT EINEM GESICHT IN EINEM GEBÄUDE ODER EINER WOLKE? DU WIRST NICHT VERRÜCKT: UNSER GEHIRN IST AUSGESPROCHEN GUT DARIN, GESICHTER ZU ENTDECKEN. MAN NENNT ES PAREIDOLIE.

Warum sehe ich Gesichter

Du hast bestimmt schon von Jesus auf einer Bananenschale, dem Mann im Mond oder Madonnas Gesicht auf einem Toastbrot gehört (verkauft für 28.000 US-Dollar). Es gab Paprika, die wie Politiker aussahen, und Krabben mit Osama bin Ladens Gesicht auf dem Panzer.

Die Marsoberfläche birgt besonders viele Illusionen dieser Art. 1976 zog ein Gesicht auf dem Mars die Menschen in seinen Bann, das sich als bloße optische Täuschung herausstellte. Der Mars bietet auch einen Smiley in einem Krater, einen Kermit-der-Frosch-Lavastrom, das Gesicht von Mahatma Gandhi, eine Ratte und Bigfoot. Neben diesen berühmten Beispielen entdecken Leute auch Gesichter in Steckdosen, Bäumen, Gebäuden, Steinen und USB-Sticks.

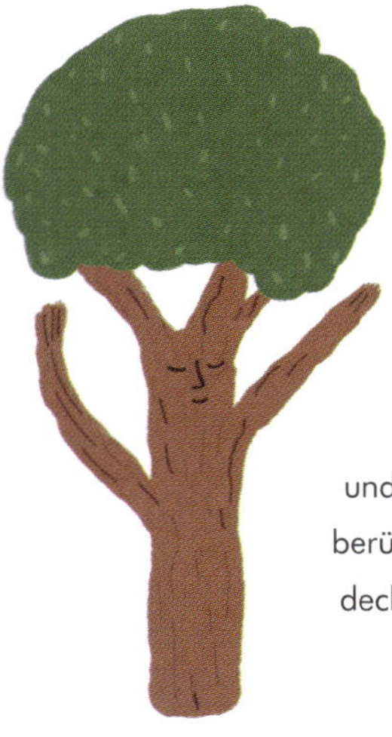

GESICHTER, ÜBERALL GESICHTER

Es gibt viele Formen der Pareidolie, doch Gesichter zu sehen ist die verbreitetste. Warum sehen wir Gesichter, wo gar keine sind? Ganz einfach – weil wir so viel in Gesichter blicken. Und wir sind davon abhängig, aus Gesichtern Informationen abzulesen.

Wir sind darauf programmiert, Gesichter zu erkennen: Unser soziales Leben hing lange Zeit davon ab, ein Gesicht aus Entfernung oder bei schwachem Licht erkennen zu können. Doch nicht nur das! Es ist auch hilfreich, von einem Gesicht bestimmte Rückschlüsse ziehen zu können: auf Stimmung, Alter, Geschlecht und Blickrichtung. Ist jemand Freund oder Feindin? Selbst als Babys sehen wir am liebsten in Gesichter (siehe Seite 96).

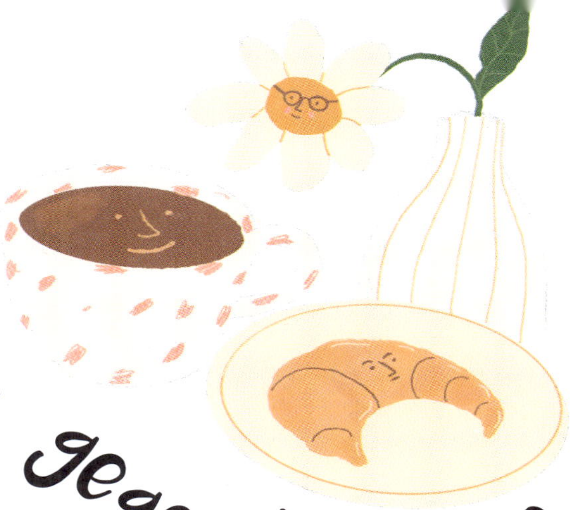

in Alltagsgegenständen?

Eine gesamte Hirnregion widmet sich dem Erkennen von Gesichtern – das fusiforme Gesichtsareal (FFA). Dieses Areal ist aktiv, wenn wir Gesichter sehen, selbst bei blinden Menschen (siehe Seite 46/47). Gemäß Untersuchungen leuchtet diese Hirnregion sowohl auf, wenn wir ein imaginäres Gesicht, als auch, wenn wir ein echtes Gesicht sehen. Das FFA ist aktiv, wenn eine Person meldet, ein Gesicht zu sehen, auch wenn überhaupt kein Muster vorhanden ist (wie bei grauem Rauschen).

WAHRE GLÄUBIGE

Muster zu erkennen ist nichts Neues – es ist die Basis des berüchtigten Rorschachtests. Doch manche von uns sehen häufiger Gesichter als andere. Eine finnische Studie befragte Freiwillige nach Gesichtern in Tausenden von Objekten und Landschaften. Und hinterher wurden die Teilnehmenden auch nach ihrer Glaubensauffassung gefragt. Glaubten sie an Gott? Oder an das Paranormale? Religiöse Menschen und die, die an das Paranormale glaubten, sahen viel häufiger Gesichter als Atheist:innen und Skeptiker:innen. »Gläubige« sahen auch häufiger Emotionen in imaginären Gesichtern.

Doch Gesichter in Toast, Tortillas und Toiletten zu sehen ist keine einzigartig menschliche Fähigkeit. Aktuelle Untersuchungen zeigen, dass auch Rhesusaffen Gesichter sehen, die gar nicht da sind. Und das ist absolut logisch – glaubt ein Affe, einen Tiger zu sehen, der gar nicht da ist, ist das keine große Sache. Doch wenn er einen echten Tiger nicht sieht, hätte das schwerwiegende Konsequenzen. Nicht nur wir Menschen haben ein hohes Gespür für Gesichter entwickelt.

WIE GUT ERINNERST DU DICH AN ORTE UND ERLEBNISSE, VON DENEN DU FOTOS GESCHOSSEN HAST? DU WÜRDEST DICH AN MEHR ERINNERN, HÄTTEST DU DEIN TELEFON IN DER TASCHE GELASSEN.

Warum mache ich so viele Fotos?

Jeden Tag werden auf der Welt Milliarden Fotos gemacht. Vorbei sind die Zeiten, in denen wir sorgfältig überlegten, welche Bilder wir auf die 24 oder 36 Abzüge unserer Filmrollen bannen. Wir können so viele Momente festhalten, wie wir wollen, sicher digital verwahrt, um uns an Menschen und Orte zu erinnern. Doch verändert ein Foto, wie wir uns an ein Erlebnis erinnern? Ja, das tut es.

Studierende wurden bei einer Führung durch das Bellarmine Museum of Art gebeten, Fotos von einigen Kunstwerken zu machen und andere einfach nur zu betrachten. Am nächsten Tag stellten die Wissenschaftler:innen den Studierenden Fragen, um herauszufinden, wie genau sich diese an die unterschiedlichen Kunstwerke erinnerten. Diese erinnerten sich nicht nur an weniger Kunstwerke, die sie fotografiert hatten, sie erinnerten sich auch weniger an bestimmte Details über die Kunstwerke.

Bei einer anderen Untersuchung wurden einige hundert Menschen bei einer Tour durch die Memorial Church der Stanford University unterwiesen, Fotos der Gebäudeelemente zu machen, andere wurden mit leeren Händen hinein geschickt. Eine Woche später erhielten alle einen unangekündigten Test, um zu überprüfen, an was sie sich bezüglich des Gebäudes erinnerten. Das Ergebnis war das gleiche: Wer Fotos gemacht hatte, erinnerte sich an signifikant weniger als diejenigen, die sich bloß alles angesehen hatten. Dieses Phänomen nennt man den »Beeinträchtigungseffekt beim Fotografieren«.

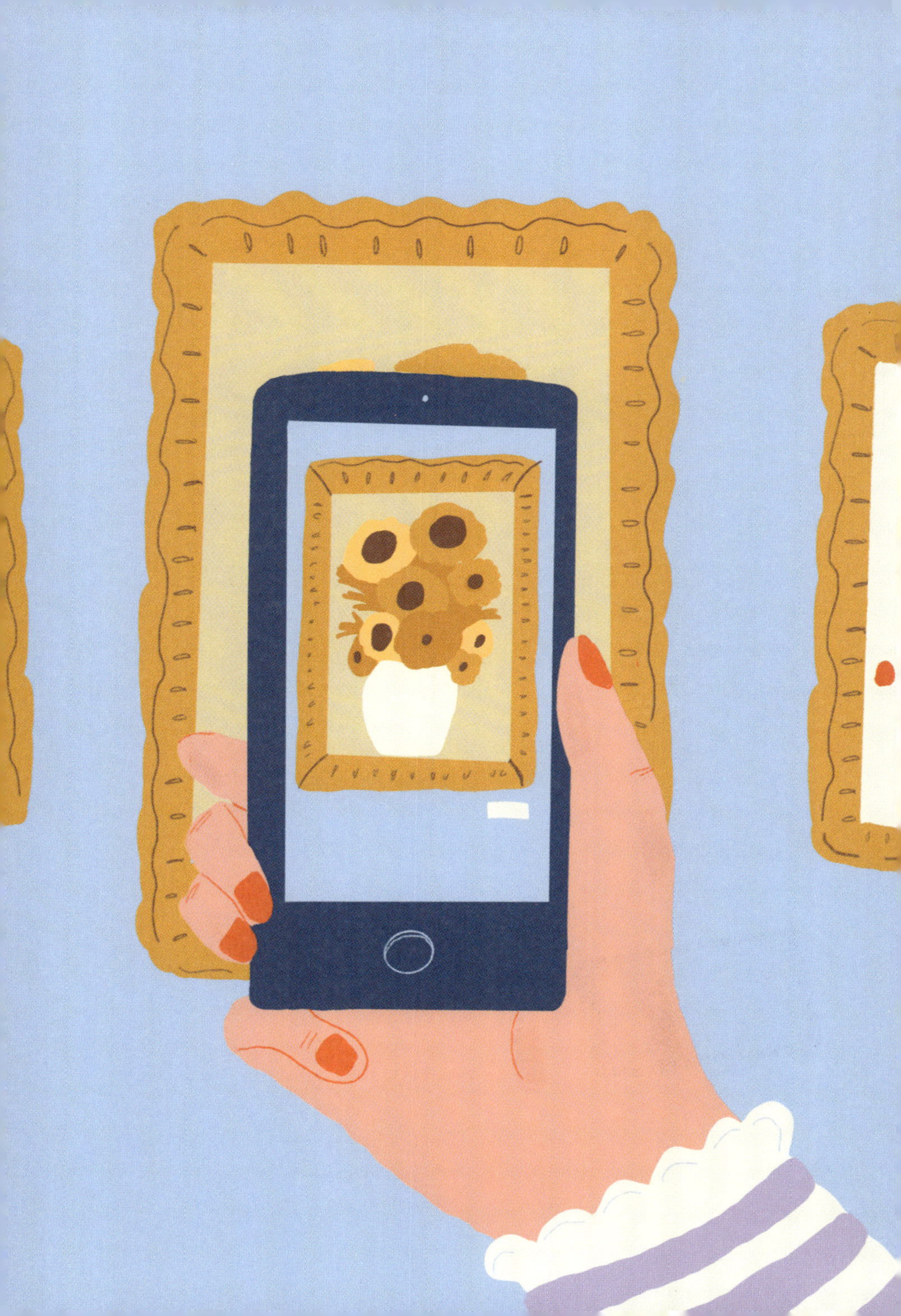

ERINNERN AUSLAGERN

Eine Erklärung für diesen Effekt ist die kognitive Auslagerung. Wir lagern den Akt des Erinnerns an unsere Fotos aus. Eine bekannte, 2011 veröffentlichte Studie zeigte, dass sich Menschen weit seltener an Informationen erinnern, wenn ihnen gesagt wird, dass ein Computer diese für sie abspeichert. Die Idee dahinter ist die, dass es für uns keine Notwendigkeit gibt, Informationen für später abzuspeichern, wenn wir wissen, dass wir uns auf Fotos statt auf unser Gehirn berufen können.

Doch Forscher:innen haben die Bedeutung des kognitiven Auslagerns in Fotografien noch unmittelbarer erforscht. Bei einem Experiment machten Menschen bewusst Fotos für Snapchat (eine App, bei der Fotos und Videos nach dem Teilen gleich wieder verschwinden). Bei einem anderen Experiment wussten einige der Teilnehmenden, dass sie nach dem Schießen der Fotos darum gebeten werden würden, diese zu löschen. Obwohl sie wussten, dass sie keinen dauerhaften Zugriff auf die Fotos haben würden, wirkte der Beeinträchtigungseffekt beim Fotografieren dennoch bei diesen Menschen genauso wie bei denen, die glaubten, die Bilder behalten zu dürfen.

Das lässt vermuten, dass noch mehr kognitive Auslagerung im Gange ist. Vielleicht ist ein wichtiger Teil des Problems ganz einfach: Wenn wir unsere Aufmerksamkeit auf das Schießen von Fotos richten, lenken wir uns von dem ab, was um uns herum geschieht.

FÜR WEN MACHST DU FOTOS?

Interessanterweise zeigten Untersuchungen, dass unsere Gründe, warum wir Fotos von Ereignissen machen, unsere Freude an dem Ereignis beeinflussen. Wenn wir die Fotos einfach für uns selbst machen – um uns an ein Ereignis zu erinnern –, hat das Schießen der Fotos keinen Einfluss auf unsere Freude. Doch wenn wir Fotos machen, um sie später mit anderen zu teilen, haben wir nicht mehr so viel Spaß. Unsere Aufmerksamkeit liegt dann vielmehr darauf, wie die Fotos aussehen, als auf dem Ereignis selbst.

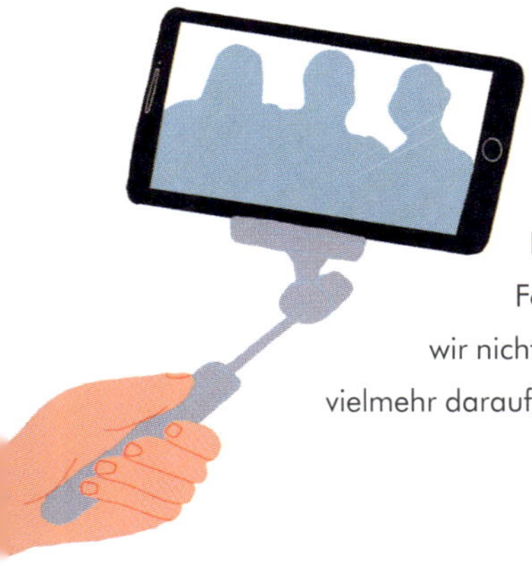

Erstaunlicherweise beeinflusst es auch unsere Erinnerung an ein Ereignis, ob wir Selfies machen oder Fotos, auf denen wir nicht zu sehen sind. Untersuchungen zeigen, dass sich deine Perspektive ändert, wenn du selbst auf dem Foto bist – du bist dem Ereignis gegenüber emotional distanzierter. Es ist, als würdest du das Ereignis nicht selbst erleben, sondern durch die Augen eines anderen betrachten. Und wenn unsere Erinnerungen an ein Ereignis davon beeinflusst werden, ob wir Selfies machen, bedeutet das, dass wir uns an das Ereignis auf Grundlage dessen erinnern, wie wir es für andere aussehen lassen wollten, und nicht darauf, wie es sich wirklich angefühlt hat, dort zu sein.

> *Die Menschen machen, ohne darüber nachzudenken, so oft Fotos, um einen Moment festzuhalten, dass sie verpassen, was direkt vor ihren Augen geschieht.*
>
> Psychologie-Professorin, Linda Henkel

EINFANGEN ODER NICHT EINFANGEN

Was sollen wir also tun? Aufhören, Fotos zu machen? Oder zumindest keine Fotos mehr posten? Oder keine Selfies mehr machen? Nicht unbedingt, aber wir sollten vielleicht darüber nachdenken, wie oft wir Fotos machen, statt einfach den Moment zu genießen.

Wir können auch über die Art der Fotos nachdenken, die wir machen. In der Kunstmuseumstudie erinnerten sich die Leute viel besser, die heranzoomten und Nahaufnahmen der Kunstwerke machten, als die, die bloß einen Schnappschuss des ganzen Kunstwerks machten. Vermutlich kostete es Zeit und Gedanken, den richtigen Winkel für die Nahaufnahme auszuwählen. Also ganz anders, als wenn man bloß vor dem Kunstwerk steht, es einmal komplett fotografiert und weitergeht.

Untersuchungen haben auch gezeigt, dass unser Gedächtnis das bevorzugt, was wir sehen, im Gegensatz zu dem, was wir hören oder riechen. Vielleicht ist es das Beste, einen Schnappschuss zu machen, ohne die Absicht, ihn zu teilen, und dann unser Telefon wegzustecken. Dann können wir das, was um uns herum ist, sehen, hören, sogar daran riechen und uns wirklich an den Moment erinnern.

KINDER BEGINNEN IM ALTER VON ETWA ZWEI JAHREN HERUMZUKRITZELN, UND MIT ETWA VIER JAHREN MALEN SIE. DAS MALEN LÄSST IM ERWACHSENENALTER MEIST NACH, DA DIE MEISTEN ZU KRITISCH MIT SICH SIND. WARUM ALSO KRITZELN WIR WEITERHIN?

Warum kritzle ich so gerne?

Als Erwachsene malen wir oft während Besprechungen auf den Rändern der Tagesordnung herum. Wir versuchen zu verbergen, dass wir malen, weil wir uns um den Eindruck sorgen, den wir bei anderen hinterlassen könnten. Wir glauben, jemand, der herumkritzelt, tut nicht das, was er eigentlich gerade tun sollte: zuhören. Selbst der Begriff »kritzeln« ist negativ konnotiert, steht es doch auch für unleserliches Schreiben.

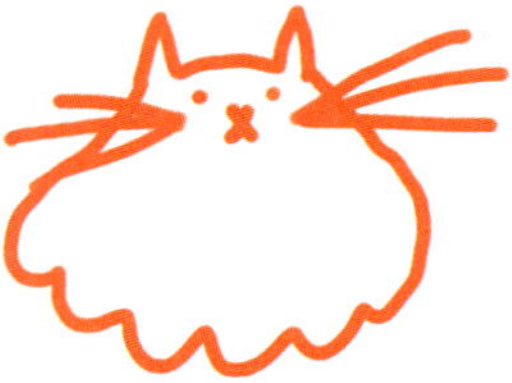

KRITZELN IST ALLES ANDERE ALS EINE SCHLECHTE ANGEWOHNHEIT

Heute weiß man, wie falsch viele der Vorurteile gegenüber dem Kritzeln sind. Kritzeln ist ein effektiver Weg, besser zuzuhören, zu denken, sich zu fokussieren und zu konzentrieren. Kritzeln ist einfach das, was man tut, wenn das Gehirn Informationen verarbeitet.

Eine der ersten Studien, die überprüften, ob das Herumkritzeln die Konzentration fördert, bat die Teilnehmenden darum, sich eine monotone Telefonnachricht anzuhören. Ihre Aufgabe war es, unter allerlei unwichtigen Informationen die Namen der Leute herauszuhören, die zu einer Party kommen würden. Die Hälfte wurde darum gebeten, dabei herumzukritzeln, die andere Hälfte bekam währenddessen nichts zu tun. Als sie einen unangekündigten Gedächtnistest absolvieren mussten, erinnerten sich die Kritzelnden an Dreiviertel mehr Namen als die, die sich bloß auf die Nachricht konzentriert hatten. Die Forscher:innen denken, dass Kritzeln die Teilnehmenden vor Tagträumen und Ablenkungen bewahrt hat.

ZEICHNEN, UM ZU ERINNERN

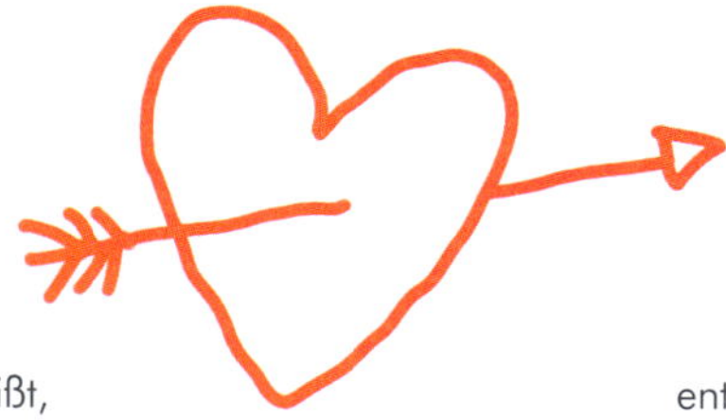

Vergiss unangekündigte Gedächtnistests: Wenn du weißt, dass du dich später an etwas erinnern musst, versuche, es zu zeichnen. In einer Untersuchung sollten 14-Jährige einen 850 Wörter langen Text über die Grippe lesen. Es war ein schwieriger Text, und die Schüler:innen wussten, dass man sie darüber abfragen würde. Die Hälfte wurde gebeten, zu jedem Absatz eine Zeichnung anzufertigen, der Rest las einfach nur. Als später überprüft wurde, wie viel sie sich gemerkt und verstanden hatten, schnitten die Zeichnenden viel besser ab. Eine zweite Untersuchung kam zum gleichen Ergebnis, obwohl die nur lesenden Teilnehmer:innen die Texte bekamen, die bereits die Zeichnungen enthielten. Es war der Vorgang des Zeichnens des eigenen Bildes, der zur Folge hatte, dass die Schüler:innen das Gelesene behielten.

Bei einer anderen Experimentreihe überprüften Forscher:innen, ob es einfacher ist, sich eine Reihe von Wörtern durch Schreiben oder Zeichnen zu merken. Studierende bekamen eine Liste mit leicht zu zeichnenden Wörtern wie »Apfel«. Die Studierenden hatten 40 Sekunden Zeit, jeweils ein Wort entweder zu zeichnen oder es wiederholt aufzuschreiben. Später bekamen die Studierenden eine Minute Zeit, um sich an so viele Wörter wie möglich zu erinnern. Die, die sie gezeichnet hatten, erinnerten sich an zweimal mehr Wörter als die, die sie aufgeschrieben hatten.

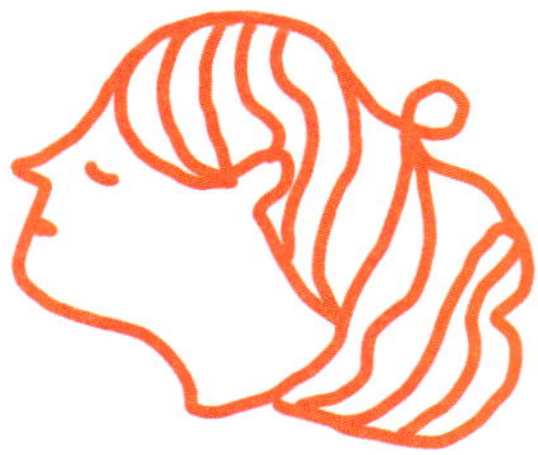

Auch hier hatten wieder Bilder, die von anderen gezeichnet wurden, keinerlei Einfluss. Selbst als die Studierenden bloß vier Sekunden Zeit zum Zeichnen hatten, hatten diese einen enormen Vorteil, als sie sich später erinnern sollten: Die Qualität der Zeichnung war dabei völlig egal.

Es ist also absolut unwichtig, ob wir glauben, dass wir gut darin sind oder nicht. Die Zeit ist reif, dass wir alle mehr kritzeln.

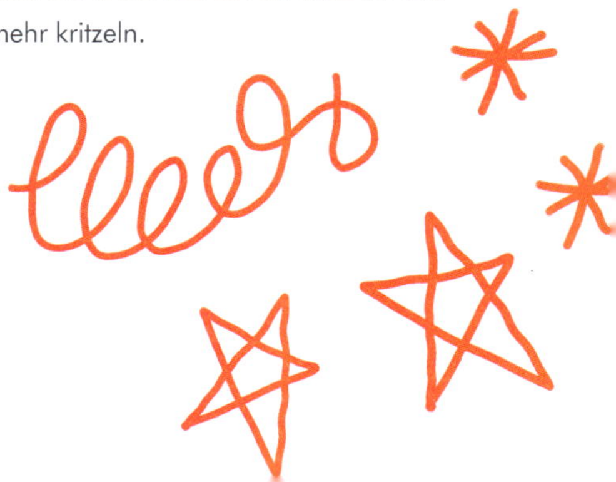

WIE OFT LÜGST DU? WENN DEINE ANTWORT »SO GUT WIE NIE« LAUTET, LÜGST DU WAHRSCHEINLICH GENAU JETZT. LÜGEN IST WEITER VERBREITET, ALS MAN GLAUBT. JEDE:R VON UNS LÜGT AM TAG MINDESTENS EIN- ODER ZWEIMAL.

Warum erzähle ich so viele kleine Lügen?

Denk an irgendein Gespräch, das du in der letzten Woche geführt hast und das mindestens zehn Minuten gedauert hat. Die Wahrscheinlichkeit, dass du während dieser Unterhaltung gelogen hast, liegt bei eins zu fünf. Innerhalb einer Woche belügst du wahrscheinlich 33 Prozent der Leute, mit denen du persönlich interagierst.

In einigen Beziehungen wird mehr gelogen als in anderen. Studierende belügen zum Beispiel ihre Mütter während der Hälfte all ihrer Gespräche. Und in dieser Studie zählen Höflichkeitsfloskeln wie »Danke, gut« und »Kein Problem« nicht einmal als Lügen. Auch in Liebesbeziehungen wird oft gelogen. 85 Prozent aller Student:innen-Pärchen sagen, dass mindestens ein Partner in der Vergangenheit in Bezug auf ehemalige Beziehungen gelogen hat. Und es wird bei einem Drittel aller Dates gelogen. Doch die Lügen, die wir nahestehenden Menschen erzählen, werden auch am häufigsten als solche entlarvt. In allen Kulturen werden Lügen erzählt, doch über unterschiedliche Dinge auf unterschiedliche Weise.

LÜGEN, DASS SICH DIE BALKEN BIEGEN

Wie bei *Der Junge, der Wolf schrie* werden alle Eltern bestätigen, dass Kinder lügen, und sie beginnen früh damit. Untersuchungen zeigen, dass bereits sechs Monate alte Babys Weinen vortäuschen, um Aufmerksamkeit zu bekommen.

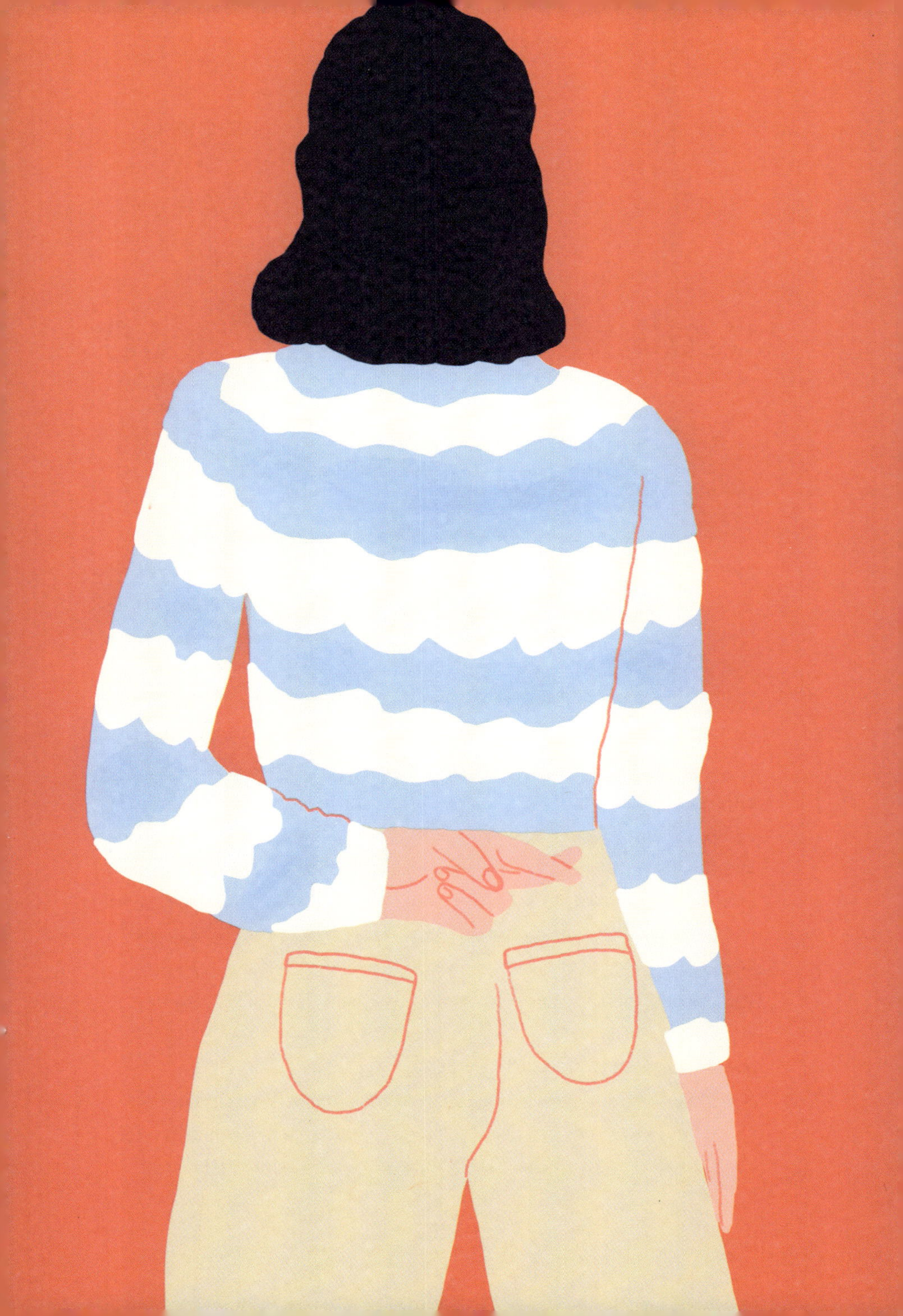

Und Kinder lernen ab dem Alter von zwei Jahren zu lügen, um sich selbst zu schützen und anderen zu helfen. In dem Alter lügen sie, um Fehlverhalten zu leugnen und einer Bestrafung zu entgehen: »Ich hab den Kuchen nicht gegessen«, sagt das Kind mit dem schokoladeverschmierten Mund. Zwei- und Dreijährige sind keine besonders überzeugenden Lügner:innen. Wenn man sie auf die Lüge anspricht, gestehen die meisten. Doch mit drei Jahren lernen Kinder auch sogenannte Notlügen, wie sich für ein Geschenk zu bedanken, das sie gar nicht mögen. Das sind wichtige soziale Fähigkeiten, doch Lügenlernen ist ein komplexes Unterfangen. Um zu lügen, muss ein Kind verstehen, dass andere Menschen eigenständige und möglicherweise ganz andere Gedanken haben als sie. Sobald Kinder gelernt haben, darüber nachzudenken, was andere Leute denken und fühlen könnten, sind sie auch in der Lage zu lügen, und zwar auf überzeugende Weise.

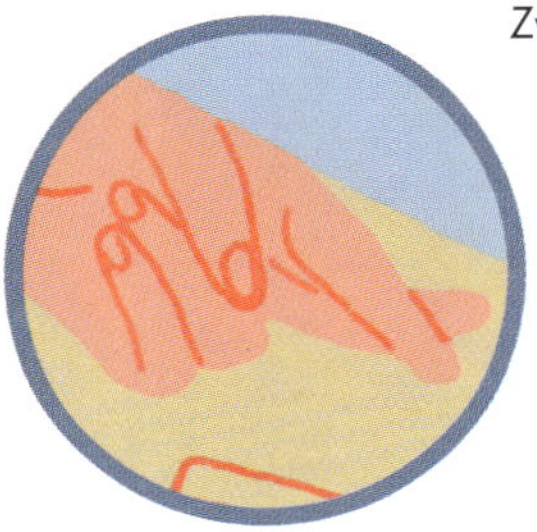

Selbst wenn du glaubst, du wüsstest, wann dein Kind lügt, tust du es wahrscheinlich nicht. Studien mit mehr als 10.000 Kindern und Erwachsenen brachten ans Licht, dass die Erwachsenen nicht einmal die Hälfte aller Lügen als solche erkennen. Ganz genau – du könntest genauso gut eine Münze werfen.

LIES, SWEET LITTLE LIES

Wir alle lügen, um zu bekommen, was wir wollen, und bestimmte Konsequenzen zu umgehen. Lügen soll in engem Zusammenhang mit einem hohen Selbstbewusstsein stehen: Sobald wir uns bedroht fühlen, sind wir versucht, uns größere und kompliziertere Lügen zurechtzulegen, um uns zu schützen. Doch häufig sind die Lügen zum Selbstschutz eher klein. Kleine Lügen erlauben es uns, uns selbst noch als grundsätzlich ehrliche Menschen zu betrachten. Wir lügen, wenn die Zeit knapp ist und wir etwas vertuschen müssen, aber auch einfach, wenn wir es für gerechtfertigt halten.

Es hat sich herausgestellt, dass viele der Lügen, die wir erzählen, keine hinterlistigen Täuschungen sind, sondern dazu dienen sollen, anderen zu helfen. Viele sind das Ergebnis davon, dass wir so tun, als würden wir jemanden oder etwas mögen, um die Gefühle eines anderen nicht zu verletzen. Sie können also aus Taktgefühl und Höflichkeit heraus entstehen, und wie uns Jim Carrey in *Der Dummschwätzer* gezeigt hat, wäre die Welt definitiv kein glücklicherer Ort, wenn wir immer nur die Wahrheit sagen würden.

Egal ob es um Steuerhinterziehung, Untreue, Sportdoping, Datenfälschung oder Finanzbetrug geht; häufig erklären Betrüger, dass alles mit kleinen Unwahrheiten angefangen habe, die mit der Zeit lawinenartig angewachsen seien.

Kognitive Neurowissenschaftlerin, Tali Sharot

KLEINE DINGE KÖNNEN GROSSES BEWIRKEN

Wir fangen schon früh an zu lügen. Doch warum lügen manche im großen Maßstab, wenn die meisten von uns nur die typischen kleinen Lügen erzählen? Untersuchungen legen nahe, dass notorische Lügner:innen ihr Gehirn effektiv darauf trainieren, die Schuldgefühle zu unterdrücken, die die meisten von uns beim Lügen haben. Wenn du dich beim Lügen nicht schuldig fühlst, ist es überhaupt kein Problem, immer wieder zu lügen. Erinnerst du dich noch an die Amygdala, den Bereich deines Gehirns, der mit Angst, Freude und der Kampf-Flucht-Reaktion verknüpft ist? Gehirnscans bei Menschen, die mehrfach dazu aufgefordert wurden zu lügen, haben gezeigt, dass die Reaktion der Amygdala nach wiederholtem Lügen abnimmt. Unser Gehirn wird dem Lügen gegenüber desensibilisiert: Je mehr wir lügen, desto leichter wird es für uns.

Demnach sollte es auch schwieriger sein zu lügen, je seltener wir es tun. Dieser Herausforderung sollten wir uns alle stellen: Untersuchungen zeigen, dass es unser körperliches und seelisches Wohlergehen fördern kann, wenn wir der Versuchung zu lügen widerstehen und stattdessen die Wahrheit sagen. Und das ist die volle Wahrheit.

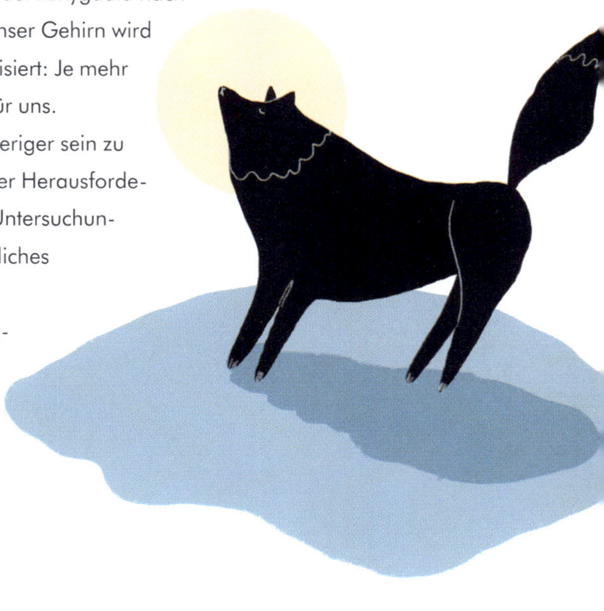

ES IST SPÄT, DU BIST ERSCHÖPFT, UND DU BRAUCHST JETZT EINE PIZZA. DIE MEISTEN VON UNS HATTEN SCHON MAL EINE NÄCHTLICHE HEISSHUNGER-ATTACKE, ABER WAS MACHT FETTIGES, SALZIGES UND SÜSSES ESSEN IN DER NACHT SO BESONDERS ANZIEHEND?

Warum habe ich mitten in der Nacht solche Lust auf Junk Food?

Wenn du dich nachts oft nach Junk Food sehnst, bist du damit nicht allein. Jawbone, das Unternehmen hinter einem bekannten Fitness-Tracking-Gerät, hat vor Kurzem gesammelte Daten über die Essgewohnheiten ihrer User:innen veröffentlicht. Ihre Erkenntnisse waren vorhersehbar. So frühstückten die Leute eher Milchprodukte als Gemüse. Der maximale Verzehr von Gemüse fand zum Abendessen statt und sank nach 20 Uhr rapide. Gleichzeitig nahmen sie fett- und zuckerhaltiges Essen bevorzugt zwischen acht Uhr abends und vier Uhr morgens zu sich.

Das führt uns zur naheliegenden Frage: Bringt Müdigkeit (unter der man zu dieser Uhrzeit sicherlich leidet) Menschen dazu, fettiges oder süßes Essen in sich reinzuschaufeln? Viele Studien haben einen Zusammenhang zwischen Schlafmangel und Adipositas aufgezeigt, was aber nichts darüber aussagt, ob wir aufgrund von Schlafmangel auch mehr Junk Food essen.

Es gibt bereits einige Erklärungen für den Zusammenhang von Adipositas und Schlafmangel. Man weiß, dass fehlender Schlaf die Hormone beeinträchtigt, die unseren Appetit kontrollieren. Es ist auch Tatsache, dass man schlicht mehr Zeit zum Essen hat, wenn man weniger schläft. Und wenn du nicht viel Schlaf bekommst, gehst du auch eher nicht so häufig ins Fitnessstudio.

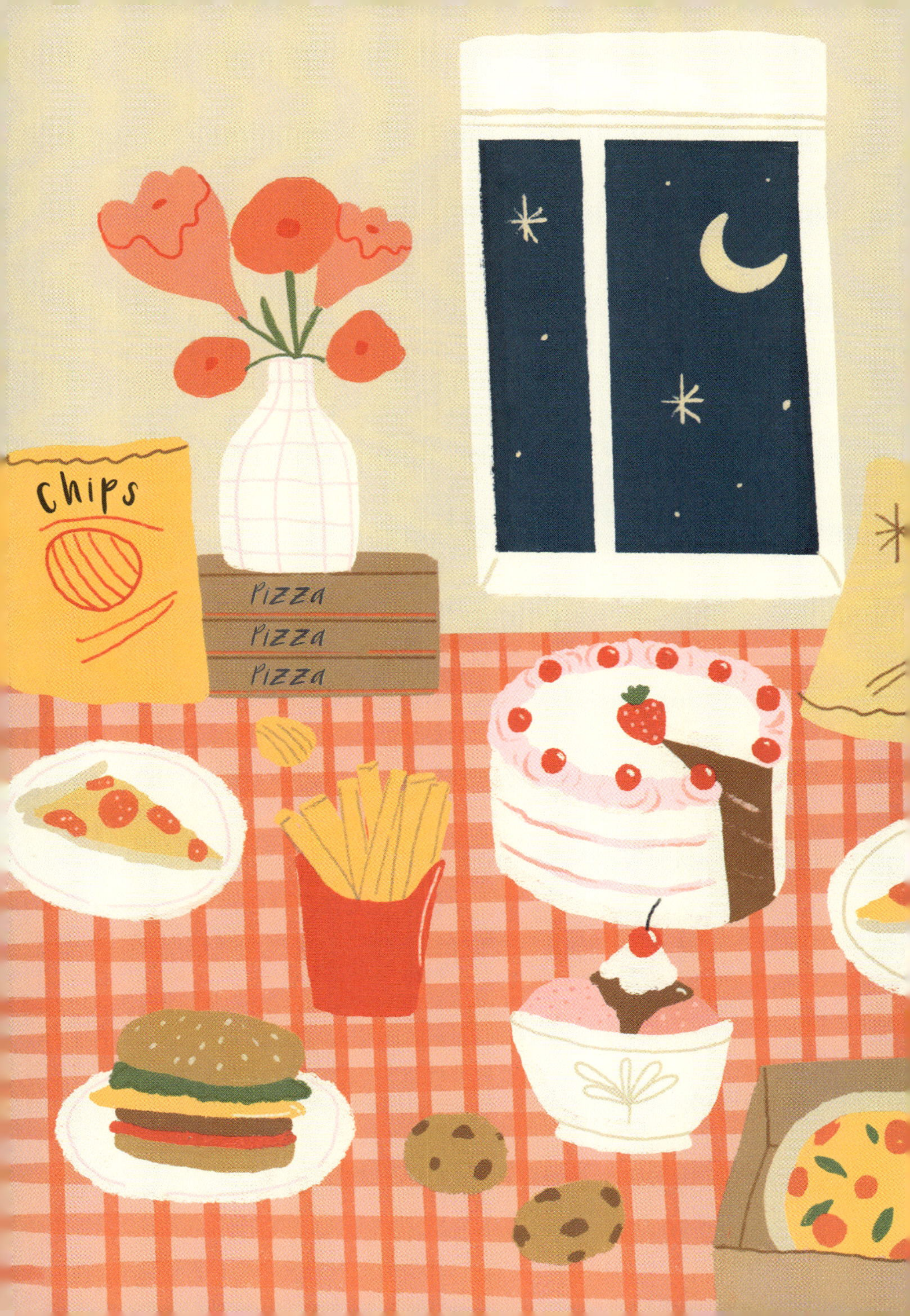
chips
Pizza
Pizza
Pizza

Man weiß auch, dass das Trinken von Alkohol, was die meisten Leute nachts machen, dazu führt, dass man mehr isst. Doch gibt es auch einen direkteren Zusammenhang zwischen Schlafmangel und dem Heißhunger auf Fast Food?

AUF INS SCHLAFLABOR

Aktuelle Forschungsarbeiten wollten herausfinden, ob eine Person, die unter Schlafmangel leidet, mehr fettige und zuckerhaltige Snacks isst als jemand, der genug schläft. Gesunde Teilnehmende im Alter von 18 bis 30 Jahren verbrachten zweimal je vier Tage in einem Universitätslabor. Bei beiden Aufenthalten aßen sie um neun Uhr morgens, zwei Uhr nachmittags und sieben Uhr abends identische Mahlzeiten. Während eines Aufenthalts schliefen sie jede Nacht im Schnitt siebeneinhalb Stunden. Doch während des zweiten Aufenthalts durften sie nicht lange im Bett bleiben und schliefen jede Nacht im Schnitt nur vier Stunden und elf Minuten. In der vierten Nacht jedes Aufenthalts wurde den Teilnehmenden eine Reihe von Snacks angeboten.

Wenn die Studienteilnehmer:innen unausgeschlafen waren, hatten sie große Lust auf fettige und süße Snacks (wie Süßigkeiten, Chips und Eiscreme) und aßen im Schnitt 300 Extrakalorien. Und 300 Kalorien sind wesentlich mehr, als sie brauchten, um die Extrastunden des Wachseins zu kompensieren: Man braucht nur etwa 17 Extrakalorien pro zusätzlicher Stunde, die man auf den Beinen ist. Das ist weniger, als in einem halben Apfel enthalten sind! Doch die Teilnehmenden erklärten, dass sie unausgeschlafen viel hungriger waren und es als sehr schwierig empfanden, den fettreichen Snacks zu widerstehen, auch wenn es gesündere Alternativen gab.

MARIHUANA-FRESSFLASH – NUR OHNE DAS MARIHUANA

Die Forscher:innen untersuchten das Blut der Teilnehmenden, um zu sehen, ob der Hormonspiegel, der mit dem Appetit zusammenhängt, das erhöhte Verlangen nach Snacks erklären könnte. Auch das Level der Cannabinoide genannten Substanz (die nach der Cannabis-Pflanze benannt wurde, durch

Unsere Erkenntnisse legen nahe, dass Schlafmangel unser Gehirn empfänglicher für Essensgerüche macht, weshalb man beim nächsten Flug um sechs Uhr morgens einen großen Bogen um den nächsten Donutladen machen sollte.

Assistenzprofessor der Neurologie, Thorsten Kahnt

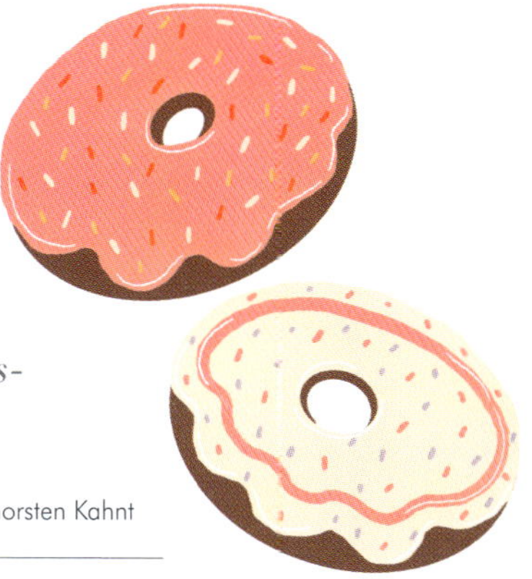

die diese entdeckt wurde) wurde gemessen. Das Endocannabinoid-System umfasst Rezeptoren im Körper, die das Immunsystem und die Regulierung des Appetit-Hormons beeinflussen. Und genau dieses System wird unmittelbar von Marihuana beeinflusst, was auch die berüchtigten »Fressflashs« erklärt.

Die unausgeschlafenen Teilnehmenden wiesen einen höheren Spiegel eines 2-AG genannten Cannabinoids auf, das den Genuss von süßem und fettigem Essen erhöht. Der Tagesrhythmus von 2-AG war verändert: Als die Teilnehmenden unausgeschlafen waren, blieb die Konzentration der Substanz im Körper bis etwa neun Uhr abends hoch und nicht wie normalerweise bis etwa zwei Uhr nachmittags.

Was das alles bedeutet? Einfach dass du einen großen Appetit auf fettiges und süßes Essen hast und dieses dir viel Freude bereitet, wenn du unter Schlafmangel leidest. Selbst wenn du erst wenige Stunden zuvor viel zu Abend gegessen hast, kannst du Pizza, Schokokuchen oder Eiscreme nur schwer widerstehen.

Ist es schlimm, sich nachts Junk Food reinzuschaufeln? Wenn du gerade versuchst, abzunehmen, ist es nicht gerade sinnvoll, zu später Stunde Kuchen zu futtern. Doch es gibt noch einen anderen Grund, den Kühlschrank zuzumachen und ins Bett zu gehen. Untersuchungen bei Mäusen haben gezeigt, dass es möglicherweise zu Lernschwierigkeiten und zu Problemen mit dem Langzeitgedächtnis führen kann, wenn man zu einer Uhrzeit isst, zu der man normalerweise schlafen würde.

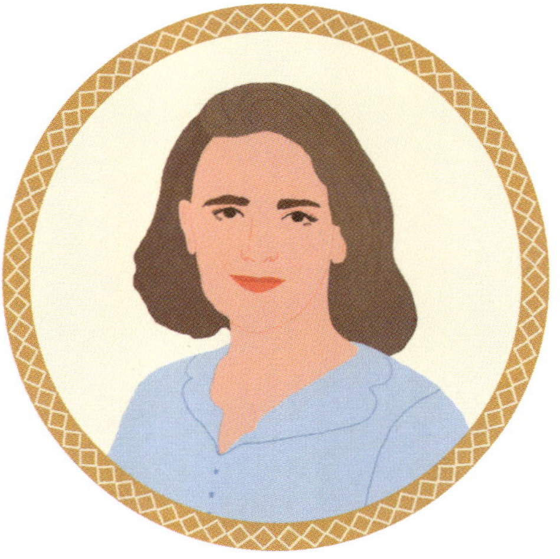

Über die Autorin

DR. JEN MARTIN ist eine preisgekrönte Pädagogin mit einem Doktortitel der University of Melbourne, an der sie das Lehrprogramm Wissenschaftskommunikation entwickelt hat, das sie heute leitet. Ihr Blog espressoscience.com hat auf Triple, dem größten öffentlichen Radiosender Australiens, einen beliebten wöchentlichen Radiobeitrag – »Weird Science« – bei Australiens größtem unabhängigen Radiosender »Triple R«. Jen erhielt 2019 den Titel »Heimliche Heldin der Australischen Wissenschaftskommunikation«.

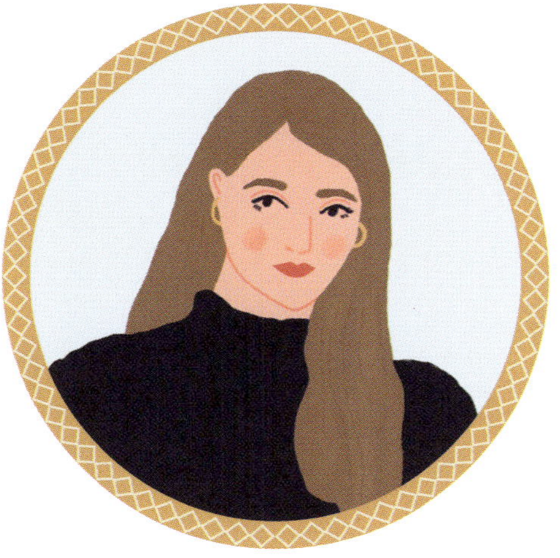

Über die Illustratorin

HOLLY JOLLEY ist eine chilenisch-britische Illustratorin und Designerin.
Sie lebt in Santiago und verbringt ihre Zeit mit Malen, Lesen und Teetrinken,
umgeben von ihren Sammlungen von Büchern, Glitzerschuhen und Flohmarktschätzen.
Ihre Arbeit reicht von redaktionellen Illustrationen über Kunstdrucke,
Markenkooperationen, Papeterie-Design und Kleidungsmuster bis hin zu Art Direction.
Für den ausgeprägt sanften und schrägen Stil ihrer Kunst findet sie Inspiration
in Mode, Natur, Alltagsleben und Emotionen.

Quellen

Auf die folgenden Forschungsarbeiten wird im Laufe dieses Buches verwiesen.

WER BIN ICH?

Warum erinnere ich mich nicht an meine Kindheit?

- L. R. Squire, J. T. Wixted: »The cognitive neuroscience of human memory since H. M.«, in: *Annual Review of Neuroscience* 34, 2011, S. 259–288.
- K. G. Akers, A. Martinez-Canabal, L. Restiv, A. P. Yiu, A. De Cristofaro, H. Hsiang, A. L. Wheeler, A. Guskjolen, Y. Niibori, H. Shoji, K. Ohira, B. A. Richards, T. Miyakawa, S. A. Josselyn, P. W. Frankland: »Hippocampal Neurogenesis Regulates Forgetting During Adulthood and Infancy«, in: *Science* 344 (6184), 2014, S. 598–602.
- T. J. Ryan, D. S. Roy, M. Pignatelli, A. Arons, S. Tonegawa: »Engram cells retain memory under retrograde amnesia«, in: *Science* 348 (6238), 2015, S. 1007–1013.

Warum schäme ich mich für mein Teenager-Ich?

- B. W. Roberts, W. F. DelVecchio: »The rank-order consistency of personality traits from childhood to old age: A quantitative review of longitudinal studies«, in: *Psychological Bulletin* 126 (1), 2000, S. 3–25.
- S. Srivastava, O. P. John, S. D. Gosling, J. Potter: »Development of personality in early and middle adulthood: Set like plaster or persistent change?«, in: *Journal of Personality and Social Psychology* 84 (5), 2003, S. 1041–1053.
- M. A. Harris, C. E. Brett, W. Johnson, I. J. Deary: »Personality stability from age 14 to age 77 years«, in: *Psychology and Aging* 31 (8), 2016, S. 862–874.

Warum vergeht die Zeit so schnell?

- W. J. Friedman, S. M. Janssen: »Aging and the speed of time«, in: *Acta Psychologica* 134 (2), 2010, S. 130–141.
- S. M. J. Janssen, M. Naka, W. J. Friedman: »Why does life appear to speed up as people get older?«, in: *Time & Society* 22 (2), 2013, S. 274–290.
- X. Zheng, W. Wang: »Whose Time Flies: Meaning in Life Influences Time Awareness«, in: *Journal of Adult Development* 27, 2020, S. 249–257.

Warum habe ich an manchen Geburtstagen existenzielle Krisen?

- J. Peetz, A. E. Wilson: »The post-birthday world: consequences of temporal landmarks for temporal self-appraisal and motivation«, in: *Journal of Personality and Social Psychology* 104 (2), 2013, S. 249–266.
- H. Dai, K. L. Milkman, J. Riis: »The Fresh Start Effect: Temporal Landmarks Motivate Aspirational Behavior«, in: *Management Science* 60 (10), 2014, S. 2563–2582.
- A. L. Alter, H. E. Hershfield: »People search for meaning when they approach a new decade in chronological age«, in: *Proceedings of the National Academy of Sciences USA* 111 (48), 2014, S. 17066–17070.

Warum verursachen manche Gerüche Heimweh?

- R. S. Herz, G. C. Cupchik: »The Emotional Distinctiveness of Odor-evoked Memories«, in: *Chemical Senses* 20 (5), 1995, S. 517–528.
- K. Igarashi, L. Lu, L. Colgin, M.-B. Moser, E. I. Moser: »Coordination of entorhinal–hippocampal ensemble activity during associative learning«, in: *Nature* 510 (7503), 2014, S. 143–147.
- A. J. Aqrabawi, J. C. Kim: »Hippocampal projections to the anterior olfactory nucleus differentially convey spatiotemporal information during episodic odour memory«, in: *Nature Communications* 9 (1), 2018, S. 2735.

Warum beruhigt mich Stille?

• L. Bernardi, C. Port, P. Sleight: »Cardiovascular, cerebrovascular, and respiratory changes induced by different types of music in musicians and non-musicians: the importance of silence«, in: *Heart* 92 (4), 2006, S. 445–452.
• I. Kirste, Z. Nicola, G. Kronenberg, T. L. Walker, R. C. Liu, G. Kempermann: »Is silence golden? Effects of auditory stimuli and their absence on adult hippocampal neurogenesis«, in: *Brain Structure and Function* 220, 2015, S. 1221–1228.
• M. E. Raichle: »The Brain's Default Mode Network«, in: *Annual Review of Neuroscience* 38, 2015, S. 433–447.

Warum geben mir Horrorfilme einen Kick?

• M. M. Andersen, U. Schjoedt, H. Price, E. Rosas, C. Scrivner, M. Clasen: »Playing With Fear: A Field Study in Recreational Horror«, in: *Psychological Science* 31 (12), 2020, S. 1497–1510.
• M. Hudson, K. Seppälä, V. Putkinen, L. Sun, E. Glerean, T. Karjalainen, H. K. Karlsson, J. Hirvonen, L. Nummenmaa: »Dissociable neural systems for unconditioned acute and sustained fear«, in: *NeuroImage* 216, 2020, S. 116522.
• G. N. Martin: »(Why) Do You Like Scary Movies? A Review of the Empirical Research on Psychological Responses to Horror Films«, in: *Frontiers in Psychology* 10, 2019, S. 2298.

Warum beinflussen Farben meine Stimmung?

• G. D. Webster, G. R. Urland, J. Correll: »Can Uniform Color Color Aggression? Quasi-Experimental Evidence From Professional Ice Hockey«, in: *Social Psychological and Personality Science* 3 (3), 2012, S. 274–278.
• J. P. Schuldt: »Does green mean healthy? Nutrition label color affects perceptions of healthfulness«, in: *Health Communication* 28 (8), 2013, S. 814–821.
• G. K. Lehmann, A. J. Elliot, R. J. Calin-Jageman: »Meta-Analysis of the Effect of Red on Perceived Attractiveness«, in: *Evolutionary Psychology* 16 (4), 2018, 1474704918802412.

Warum hasse ich es, absolut gar nichts zu tun?

• D. T. Wilson, D. A. Reinhard, E. C. Westgate, D. T. Gilbert, N. Ellerbeck, C. Hahn, C. L. Brown, A. Shaked: »Just think: The challenges of the disengaged mind«, in: *Science* 345 (6192), 2014, S. 75–77.
• E. C. Westgate, T. D. Wilson, D. T. Gilbert: »With a little help for our thoughts: Making it easier to think for pleasure«, in: *Emotion* 17 (5), 2017, S. 828–839.
• W. Wolff, C. S. Martarelli: »Bored Into Depletion? Toward a Tentative Integration of Perceived Self-Control Exertion and Boredom as Guiding Signals for Goal-Directed Behavior«, in: *Perspectives on Psychological Science* 15 (5), 2020, S. 1272–1283.

Warum finde ich Tierbabys so niedlich?

• M. L. Glocker, D. D. Langleben, K. Ruparel, J. W. Loughead, J. N. Valdez, M. D. Griffin, N. Sachser, R. C. Gur: »Baby schema modulates the brain reward system in nulliparous women«, in: *Proceedings of the National Academy of Sciences USA* 106 (22), 2009, S. 9115–9119.
• O. R. Aragón, M. S. Clark, R. L. Dyer, J. A. Bargh: »Dimorphous expressions of positive emotion: displays of both care and aggression in response to cute stimuli«, in: *Psychological Science* 26 (3), 2015, S. 259–273.
• H. Nittono, M. Fukushima, A. Yano, H. Moriya: »The power of Kawaii: viewing cute images promotes a careful behavior and narrows attentional focus«, in: *PLoS One* 7 (9), 2012, e46362.

Warum habe ich das Gefühl, etwas zu verpassen?

• A. K. Przybylski, K. Murayama, C. R. DeHaan, V. Gladwell: »Motivational, emotional, and behavioral correlates of fear of missing out«, in: *Computers in Human Behaviour* 29 (4), 2013, S. 1841–1848.
• V. Franchina, M. Vanden Abeele, A. J. van Rooij, G. Lo Coco, L. De Marez: »Fear of Missing Out as a Predictor of Problematic Social Media Use and Phubbing Behavior among Flemish Adolescents«, in: *International Journal of Environmental Research and Public Health* 15 (10), 2018, S. 2319.

• C. Hayran, L. Anik, Z. Gürhan-Canli: »A threat to loyalty: Fear of missing out (FOMO) leads to reluctance to repeat current experiences«, in: *PLoS One* 15 (4), 2020, e0232318.

Warum fühle ich mich beobachtet?

• I. Mareschal, A. J. Calder, C. W. Clifford: »Humans have an expectation that gaze is directed toward them«, in: *Current Biology* 23 (8), 2013, S. 717–721.
• N. Burra, A. Hervais-Adelman, D. Kerzel, M. Tamietto, B. de Gelder, A. J. Pegna: »Amygdala activation for eye contact despite complete cortical blindness«, in: *Journal of Neuroscience* 33 (25), 2013, S. 10483–10489.
• R. Cañigueral, A. F. C. Hamilton: »Being watched: Effects of an audience on eye gaze and prosocial behaviour«, in: *Acta Psychologica* 195, 2019, S. 50–63.

Warum hat jeder, den ich kenne, mehr Freunde als ich?

• R. Dunbar: »Coevolution of neocortical size, group size and language in humans«, in: *Behavioral and Brain Sciences* 16 (4), 1993, S. 681–694.
• B. Gonçalves, N. Perra, A. Vespignani: »Modeling users' activity on twitter networks: validation of Dunbar's number«, in: *PLoS One* 6 (8), 2011, e22656
• P. Mac Carron, K. Kaski, R. Dunbar: »Calling Dunbar's numbers«, in: *Social Networks* 47, 2016, S. 151–155.

Warum fühle ich mich, als würde ich bald auffliegen?

• P. R. Clance, S. Imes: »The Imposter Phenomenon in High Achieving Women: Dynamics and Therapeutic Intervention«, in: *Psychotherapy Theory, Research and Practice* 15, 1978, S. 1–8.
• S. Rohrmann, M. N. Bechtoldt, M. Leonhardt: »Validation of the Impostor Phenomenon among Managers«, in: *Frontiers in Psychology* 7, 2016, S. 821.
• D. M. Bravata, S. A. Watts, A. L. Keefer, D. K. Madhusudhan, K. T. Taylor, D. M. Clark, R. S. Nelson, K. O. Cokley, H. K. Hagg: »Prevalence, Predictors, and Treatment of Impostor Syndrome: a Systematic Review«, in: *Journal of General Internal Medicine* 35 (4), 2020, S. 1252–1275.

Warum bin ich in nichts perfekt?

• K. A. Ericsson, R. T. Krampe, C. Tesch-Römer: »The role of deliberate practice in the acquisition of expert performance«, in: *Psychological Review* 100 (3), 1993, S. 363–406.
• B. N. Macnamara, D. Z. Hambrick, F. L. Oswald: »Deliberate practice and performance in music, games, sports, education, and professions: a meta-analysis«, in: *Psychological Science* 25 (8), 2014, S. 1608–1618.
• B. N. Macnamara, D. Moreau, D. Z. Hambrick: »The Relationship Between Deliberate Practice and Performance in Sports: A Meta-Analysis«, in: *Perspectives on Psychological Science* 11 (3), 2016, S. 333–350.

Warum erinnere ich mich an Dinge, die nie passiert sind?

• C. Laney, E. Loftus: »Recent advances in false memory research«, in: *South African Journal of Psychology* 43 (2), 2013, S. 137–146.
• J. Shaw, S. Porter: »Constructing rich false memories of committing crime«, in: *Psychological Science* 26 (3), 2015, S. 291–301.
• R. Zinn, J. Leake, F. B. Krasne, L. H. Corbit, M. S. Fanselow, B. Vissel: »Maladaptive Properties of Context-Impoverished Memories«, in: *Current Biology* 30, 2020, S. 2300–2311.

WARUM BIN ICH SO?

Warum drücke ich immer wieder auf Snooze?

• D. R. Samson, A. N. Crittenden, I. A. Mabulla, A. Z. P. Mabulla, C. L. Nunn: »Chronotype variation drives night-time sentinel-like behaviour in hunter-gatherers«, in: *Proceedings of the Royal Society B: Biological Sciences* 284 (1858), 2017, 20170967.
• S. E. Jones, J. M. Lane, A. R. Wood, V. T. van Hees, J. Tyrrell, R. N. Beaumont, A. R. Jeffries, H. S. Dashti,

M. Hillsdon, K. S. Ruth, M. A. Tuke, H. Yaghootkar, S. A. Sharp, Y. Jie, W. D. Thompson, J. W. Harrison, A. Dawes, E. M. Byrne, H. Tiemeier, K. V. Allebrandt, J. Bowden, D. W. Ray, R. M. Freathy, A. Murray, D. R. Mazzotti, P. R. Gehrman, D. A. Lawlor, T. M. Frayling, M. K. Rutter, D. A. Hinds, R. Saxena, M. N. Weedon: »Genome-wide association analyses of chronotype in 697,828 individuals provides insights into circadian rhythms«, in: *Nature Communications* 10 (1), 2019, S. 343.

• E. R. Facer-Childs, B. Middleton, D. J. Skene, A. P. Bagshaw: »Resetting the late timing of ›night owls‹ has a positive impact on mental health and performance«, in: *Sleep Medicine* 60, 2019, S. 236–247.

Warum kann ich nicht aufhören, Kaffee zu trinken?

• N. D. Freedman, Y. Park, C. C. Abnet, A. R. Hollenbeck, R. Sinha: »Association of coffee drinking with total and cause-specific mortality«, in: *New England Journal of Medicine* 366 (20), 2012, S. 1891–1904.

• R. Poole, O. J. Kennedy, R. Roderick, J. A. Fallowfield, P. C. Hayes, J. Parkes: »Coffee consumption and health: umbrella review of meta-analyses of multiple health outcomes«, in: *British Medical Journal* 359, 2017, j5024.

• D. Borota, E. Murray, G. Keceli, A. Chang, J. M. Watabe, M. Ly, J. P. Toscano, M. A. Yassa: »Post-study caffeine administration enhances memory consolidation in humans«, in: *Nature Neuroscience* 17(2), 2014, S. 201–203.

Warum arbeite ich besser, wenn ich »einen Lauf habe«?

• O. de Manzano, T. Theorell, L. Harmat, F. Ullén: »The psychophysiology of flow during piano playing«, in: *Emotion* 10 (3), 2010, S. 301–311.

• A. Dietrich: »Neurocognitive mechanisms underlying the experience of flow«, in: *Conscious Cognition* 13 (4), 2004, S. 746–761.

• J. Nakamura, M. Csikszentmihalyi: »The concept of flow«, in: C. R. Snyder, S. J. Lopez (Hrsg.): *Handbook of Positive Psychology*, Oxford: Oxford Univ. Press 2002, S. 89–105.

Warum strecke ich meine Zunge heraus, wenn ich mich konzentriere?

• M. C. Corballis: »From mouth to hand: gesture, speech, and the evolution of right-handedness«, in: *Behavioral and Brain Sciences* 26 (2), 2003, S. 199–208.

• G. S. Forrester, A. Rodriguez: »Slip of the tongue: Implications for evolution and language development«, in: *Cognition* 141, 2015, S. 103–111.

• N. Jones, J. Kearins, J. Watson: »The human tongue show and observers' willingness to interact: replication and extensions«, in: *Psychological Reports* 60 (3, Pt. 1), 1987, S. 759–764.

Warum bekomme ich Panik in Aufzügen?

• S. F. Lourenco, M. R. Longo, T. Pathman: »Near space and its relation to claustrophobic fear«, in: *Cognition* 119 (3), 2011, S. 448–453.

• A. El-Kordi, A. Kästner, S. Grube, M. Klugmann, M. Begemann, S. Sperling, K. Hammerschmidt, C. Hammer, B. Stepniak, J. Patzig, P. de Monasterio-Schrader, N. Strenzke, G. Flügge, H. B. Werner, R. Pawlak, K. A. Nave, H. Ehrenreich: »A single gene defect causing claustrophobia«, in: *Translational Psychiatry* 3 (4), 2013, e254.

• C. F. Tsai, S. C. Yeh, Y. Huang, Z. Wu, J. Cui, L. Zheng : »The Effect of Augmented Reality and Virtual Reality on Inducing Anxiety for Exposure Therapy: A Comparison Using Heart Rate Variability«, in: *Journal of Healthcare Engineering* 4, 2018, S. 1–8.

Warum schiebe ich immer alles auf?

• P. Steel: »The nature of procrastination: a meta-analytic and theoretical review of quintessential self-regulatory failure«, in: *Psychological Bulletin* 133 (1), 2007, S. 65–94.

• M. J. A. Wohl, T. A. Pychyl, S. H. Bennett: »I forgive myself: now I can study: How self-forgiveness for procrastinating can reduce future procrastination«, in: *Personality and Individual Differences* 48 (7), 2010, S. 803–808.

• M. M. L. Rebetez, L. Rochat, C. Barsics, M. Van der Linden: »Procrastination as a Self-Regulation Failure: The Role of Impulsivity and

Intrusive Thoughts«, in: *Psychological Reports* 121 (1), 2018, S. 26–41.

Warum bin ich nicht multitaskingfähig?

• D. L. Strayer, F. A. Drews, D. J. Crouch: »A comparison of the cell phone driver and the drunk driver«, in: *Human Factors* 48 (2), 2006, S. 381–391.
• J. M. Watson, D. L. Strayer: »Supertaskers: Profiles in extraordinary multitasking ability«, in: *Psychonomic Bulletin & Review* 17 (4), 2010, S. 479–485.
• K. K. Loh, R. Kanai: »Higher media multi-tasking activity is associated with smaller gray-matter density in the anterior cingulate cortex«, in: *PLoS One* 9 (9), 2014, e106698.

Warum weiß ich nicht mehr, was ich in diesem Zimmer wollte?

• G. A. Radvansky, S. A. Krawietz, A. K. Tamplin: »Walking through doorways causes forgetting: Further explorations«, in: *Quarterly Journal of Experimental Psychology* 64 (8), 2011, S. 1632–1645.
• G. A. Radvansky, K. A. Pettijohn, J. Kim: »Walking through doorways causes forgetting: Younger and older adults«, in: *Psychological Aging* 30 (2), 2015, S. 259–265.
• Z. Lawrence, D. Peterson: »Mentally walking through doorways causes forgetting: The location updating effect and imagination«, in: *Memory* 24 (1), 2016, S. 12–20.

Warum blinzle ich so viel?

• T. Nakano, Y. Yamamoto, K. Kitajo, T. Takahashi, S. Kitazawa: »Synchronization of spontaneous eyeblinks while viewing video stories«, in: *Proceedings of the Royal Society B: Biological Sciences* 276 (1673), 2009, S. 3635–3644.
• R. J. Wiseman, T. Nakano: »Blink and you'll miss it: the role of blinking in the perception of magic tricks«, in: *PeerJ* 4, 2016, e1873.
• C. M. Schwiedrzik, S. S. Sudmann, T. Thesen, X. Wang, D. M. Groppe, P. Mégevand, W. Doyle, A. D. Mehta, O. Devinsky, L. Melloni: »Medial prefrontal cortex supports perceptual memory«, in: *Current Biology* 28 (18), 2018, R1094–R1095.

Warum werde ich rot?

• C. Dijk, M. J. Voncken, P. J. de Jong: »I blush, therefore I will be judged negatively: influence of false blush feedback on anticipated others' judgments and facial coloration in high and low blushing-fearfuls«, in: *Behavioral Research Therapy* 47 (7), 2009, S. 541–547.
• C. Dijk, P. J. de Jong, M. L. Peters: »The remedial value of blushing in the context of transgressions and mishaps«, in: *Emotion* 9 (2), 2009, S. 287–291.
• M. aan het Rot, D. S. Moskowitz, P. J. de Jong: »Intrapersonal and interpersonal concomitants of facial blushing during everyday social encounters«, in: *PLoS One* 10 (2), 2015, e0118243.

Warum ist es so anstrengend, Blickkontakt zu halten?

• A. M. Glenberg, J. L. Schroeder, D. A. Robertson: »Averting the gaze disengages the environment and facilitates remembering«, in: *Memory Cognition* 26 (4), 1998, S. 651–658.
• N. Binetti, C. Harrison, A. Coutrot, A. Johnston, I. Mareschal: »Pupil dilation as an index of preferred mutual gaze duration«, in: *Royal Society Open Science* 3 (7), 2016, 160086.
• S. Kajimura, M. Nomura: »When we cannot speak: Eye contact disrupts resources available to cognitive control processes during verb generation«, in: *Cognition* 157, 2016, S. 352–357.

Warum kann ich nicht aufhören, dieses eine Lied zu summen?

• L. A. Liikkanen: »Music in everymind: Commonality of involuntary musical imagery«, in: M. Ken'ichi u. a. (Hrsg.): *Proceedings of the 10th International Conference on Music Perception and Cognition, Japan*, 2008.
• V. J. Williamson, S. R. Jilka, J. Fry, S. Finkel, D. Müllensiefen, L. Stewart: »How do ›earworms‹ start? Classifying the everyday circumstances of Involuntary Musical Imagery«, in: *Psychology of Music* 40 (3), 2012, S. 259–284.
• V. J. Williamson, L. A. Liikkanen, K. Jakubowski, L. Stewart: »Sticky Tunes: How Do People React to

Involuntary Musical Imagery?«, in: *PLoS One* 9 (1), 2014, e86170.

Warum sehe ich Gesichter in Alltagsgegenständen?
• J. L. Voss, K. D. Federmeier, K. A. Paller: »The potato chip really does look like Elvis! Neural hallmarks of conceptual processing associated with finding novel shapes subjectively meaningful«, in: *Cerebral Cortex* 22 (10), 2012, S. 2354–2364.
• J. Liu, J. Li, L. Feng, L. Li, J. Tian, K. Lee: »Seeing Jesus in toast: neural and behavioral correlates of face pareidolia«, in: *Cortex* 53, 2014, S. 60–77.
• C. J. Palmer, C. W. G. Clifford: »Face Pareidolia Recruits Mechanisms for Detecting Human Social Attention«, in: *Psychological Science* 31 (8), 2020, S. 1001–1012.

Warum mache ich so viele Fotos?
• L. A. Henkel: »Point-and-shoot memories: the influence of taking photos on memory for a museum tour«, in: *Psychological Science* 25 (2), 2014, S. 396–402.
• D. I. Tamir, E. M. Templeton, A. F. Ward, J. Zaki: »Media usage diminished memory for experiences«, in: *Journal of Experimental Social Psychology* 76, 2018, S. 161–168.
• J. S. Soares, B. C. Storm: »Forget in a flash: A Further Investigation of the Photo-Taking-Impairment Effect«, in: *Journal of Applied Research in Memory and Cognition* 7 (1), 2018, S. 154–160.

Warum kritzle ich so gerne?
• G. D. Schott: »Doodling and the default network of the brain«, in: *Lancet* 378 (9797), 2011, S. 1133–1134.
• A. Schmeck, R. E. Mayer, M. Opfermann, V. Pfeiffer, D. Leutner: »Drawing pictures during learning from scientific text: testing the generative drawing effect and the prognostic drawing effect«, in: *Contemporary Educational Psychology* 39 (4), 2014, S. 275–286.
• J. D. Wammes, M. E. Meade, M. A. Fernandes: »The drawing effect: Evidence for reliable and robust memory benefits in free recall«, in: *Quarterly Journal of Experimental Psychology* 69 (9), 2016, S. 1752–1776.

Warum erzähle ich so viele kleine Lügen?
• B. M. DePaulo, D. A. Kashy, S. E. Kirkendol, M. M. Wyer, J. A. Epstein: »Lying in everyday life«, in: *Journal of Personality and Social Psychology* 70 (5), 1996, S. 979–995.
• S. Shalvi, O. Eldar, Y. Bereby-Meyer: »Honesty requires time (and lack of justifications)«, in: *Psychological Science* 23 (10), 2012, S. 1264–1270.
• N. Garrett, S. C. Lazzaro, D. Ariely, T. Sharot: »The brain adapts to dishonesty«, in: *Nature Neuroscience* 19 (12), 2016, S. 1727–1732.

Warum habe ich mitten in der Nacht solche Lust auf Junk Food?
• F. A. Scheer, C. J. Morris, S. A. Shea: »The internal circadian clock increases hunger and appetite in the evening independent of food intake and other behaviors«, in: *Obesity* 21 (3), 2013, S. 421–423.
• E. Soria-Gómez, L. Bellocchio, L. Reguero, G. Lepousez, C. Martin, M. Bendahmane, S. Ruehle, F. Remmers, T. Desprez, I. Matias, T. Wiesner, A. Cannich, A. Nissant, A. Wadleigh, H. C. Pape, A. P. Chiarlone, C. Quarta, D. Verrier, P. Vincent, F. Massa, B. Lutz, M. Guzmán, H. Gurden, G. Ferreira, P. M. Lledo, P. Grandes, G. Marsicano: »The endocannabinoid system controls food intake via olfactory processes«, in: *Nature Neuroscience* 17 (3), 2014, S. 407–415.
• E. C. Hanlon, E. Tasali, R. Leproult, K. L. Stuhr, E. Doncheck, H. de Wit, C. J. Hillard, E. Van Cauter: »Sleep Restriction Enhances the Daily Rhythm of Circulating Levels of Endocannabinoid 2-Arachidonoylglycerol«, in: *Sleep* 39 (3), 2016, S. 653–664.

Register

9-Ender 20–21
10.000-Stunden-Regel 54–55
50 erste Dates (Film) 13

Ablenkung, ohne sein 36–37
Adrenalin 92–94
Altern, hohes Alter
Persönlichkeitsveränderungen 14–15
Veränderte Zeitwahrnehmung 18–19
Alzheimer 68–69
Amnesie
anterograde 12–13
infantile 10–13
retrograde 12
Angst
Angstzustände 53
Angststörung 76
Fear of missing out (FOMO) 42–43
Genießen von Angst 30–31
Versagensangst 52
Vor engen Räumen 76–77
und Zeitempfinden 16
aufwachen, früh/spät 62–65
Augen, große 38–40
Augenkontakt 44, 96

beobachtet fühlen 44–47
Besorgnis 42
Biorhythmus 62
Blindsehen 47
blinzeln 88–91

Cabane, Olivia Fox 52
Cavanagh, Patrick 91
Clance, Pauline Rose 50
Clifford, Colin 47
Collett, Jessica 53
Crozier, Ray 94
Csíkszentmihályi, Mihály 70

Darwin, Charles 92
Doom Scrolling 71
Dunbar-Zahl 48–49
dynamisches Selbstbild 53

Eckert, Cornelius 98
»Einen Lauf haben« 70–71
Element, in seinem sein 70–71
Elliot, Andrew 35
Endocannabinoid-System 117
enge Räume, Angst vor 77
Engramm-Zellen 12
Ericsson, Anders 54
erröten 92–95
Evans, Gary 28

Facebook 42, 48–49
»Fake it 'til you make it« 53
falsche Erinnerung 56–59
Farben, Auswirkung auf Stimmung 32–35
Feedback 55
Findet Nemo (Film) 12
Firestein, Stuart 25
Flow 70–71
Fotos machen 104–107
Frauen, Impostor-Syndrom bei 50, 53
Freund:innen, Anzahl von 48–49
Früher Vogel vs. Nachteule 62–65
fusiformes Gesichtsareal (FFA) 103

Geburtstag, existenzielle Krisen am 20–21
Gedächtnis
Infantile Amnesie 10–13
Effekt von Kaffee 68–69
Effekt von Kritzeln 108–109
Effekt von Gerüchen 22–25
falsche Erinnerungen 56–59
und nächtliches Snacken 117
~verlust beim Durchqueren von Türen 86–87
und neue Erfahrungen 18–19
und Fotos machen 104–107
Gefühle
und Prokrastination 80–81
durch Gerüche verursacht 22–25
Gehirn 6–7
Amygdala 24, 30, 47, 76, 113
Belohnungszentrum 41
Bick-Detektor-System 44, 46–47
Default-Mode der Hirnaktivität 29, 90
Effekt des Blinzelns 90–91
Effekt von Geräuschen 26, 28–29
Effekt von Kaffee 68–69
frontaler Kortex 31
Funktion während eines »Laufs« 70–71
Funktion beim Multitasking 84
Hippocampus 10, 24, 28, 31
Hypothalamus 62
kognitive Auslagerung 106
limbisches System 80
Neocortex 48
präfrontaler Kortex 70, 80, 84
Riechkolben 24–25
Sprachzentrum 75
Verletzung 12–13, 46–47
visueller Kortex 46–47
Genetik
und Klaustrophobie 76
und Schlafrhythmen 62–64
Geruch, Effekt aufs Gedächtnis 22–25
Gesichter, in Alltagsgegenständen 102–103
Gladwell, Malcolm, Outliers/Überflieger 54
Grün 35
Gunter, Marc 68

Hammond, Claudia 18
Heißhunger, nachts 114–117
Henkel, Linda 107
Hesiod 78
Hochstapler:in, sich fühlen wie ein:e 50–53
Hormone 26, 66, 92, 114, 116
Horrorfilme, Kick durch 30–31

Imes, Suzanne 50
Impostor-Syndrom 50–53
Impulsivität 81
infantile Amnesie 10–13
Instagram 41, 71

Jarrett, Christian 74
Jawbone (Unternehmen) 114

Kaffee 66–69
Kahnt, Thorsten 117
Kampf-Flucht-Reaktion 31, 92, 113
Kindheitserinnerungen, durch Gerüche 22–25
Kinder, lügend 110–112
Klaustrophobie 76–77
Koch, Christof 6
Koffein 66–69
kognitive Auslagerung 106
Konzentration, Zunge herausstrecken 72–75
Kritzeln, Freude am 108–109

Langeweile 36–37
Lärmtrauma 26–28
Leistungsträger:in 52
lernen 10, 18–19, 53, 117
Leprohon, Ronald 78
Lieder, eingängige 98–101
Lorenz, Konrad 40
Luftpolsterfolie 41
Lügen erzählen 110–113
Lust auf Junk Food, nachts 114–117

machine zone 71
Marathon 21
Marihuana-Fressflash 116–117
Marketing, mit Farben 34–35
Meditation 37
meisterhaft beherrschen 54–55
Memento (Film) 12–13
Mindset-Theorie 53
Mr Bean (TV-Serie) 90
Multitasking 82–85
Musik 12, 98–101

Nachteule vs. früher Vogel 62–65
nächtlicher Heißhunger 114–117
Newport, Cal, Konzentriert arbeiten 85
niedliche Tierbabys 38–41
notorische Lügner:innen 113

Oakley, Barbara 85
Ohrwurm 98–101

Pareidolie 102–103
Perfektionismus 53
persönlicher Raum 77
Persönlichkeitsveränderungen, über Zeit 14–15
Pink 34
Prinzip der Enkodierungsspezifität 87
Produktivität 41, 82
Prokrastination 53, 78–81
Proportionalitätstheorie 18
Pychyl, Tim 80

Radvansky, Gabriel 87
retrograde Amnesie 12
Rot, Kleidung 32–34
Routine 19
Ruhe
  durch Blinzeln 90
  durch Stille 26–29

schalltoter Raum 29
Schauss, Alexander 34
Schlafenszeiten, bevorzugte 62–65
Schlafmangel und Appetit 114–117
Schlafphasensyndrom 64
Schwarz, Kleidung 34
sechster Sinn 44–46
Selbstbewusstsein 96, 112
Selbstsicherheit 31
Selbstwert 42
Selbstzweifel 52
Selfies 106–107
Sharot, Tali 113
Shaw, Julia 59
Sinn des Lebens 20–21
Smartphones *siehe* Fotos machen; Soziale Medien
Snapchat 106
sozialer Jetlag 64
Soziale Medien
  Ablenkung von 37
  Doom Scrolling 71
  und FOMO 42–43
  und Freund:innen 48–49
  Fotos posten 106–107
Sprache 10, 74–75
Steel, Piers 81
Stille, beruhigender Effekt durch 26–29
Stimmung, Effekt von Farben auf 32–35
Stress, lärmverursacht 26–28
Supertasker 84

Talarico, Jennifer 13, 101
Tierbabys, niedliche 38–41
Training *siehe* Übung
Tür-Effekt 87

unfreiwillige Musikbilder 98–101
Übung 54–55
Urlaubsparadoxon 16
Urlaub, mehr machen 19

Van Dam, Rob 69
vergessen *siehe* Gedächtnis

Wächter-Hypothese 62
Weinen, vorgetäuscht 110
Wilson, Professor 37
Wright, Kenneth 65

Young, Valerie 52

zeichnen 109
Zeitdruck 16, 19
Zeitwahrnehmung 16–19
Zunge, herausstrecken beim Konzentrieren 72–75

Für Euan, Rohan & Kirri

Titel der Originalausgabe: *Why Am I Like This?*
Erschienen bei Elwin Street Productions Limited,
10 Elwin Street, London E2 7BU,
Großbritannien, www.elwinstreet.com

Deutsche Erstausgabe

Ein Unternehmen der Média-Participations

Projektleitung und Lektorat: Anja Sommerfeld, Knesebeck Verlag
Übersetzung: Janika Krichtel, Flonheim
Umschlagadaption: Fabian Arnet, Knesebeck Verlag
Satz: Akademischer Verlagsservice Gunnar Musan
Printed in Malaysia

ISBN 978-3-95728-519-5

www.knesebeck-verlag.de

Wenn du dich von einem der in diesem Buch behandelten Probleme betroffen fühlst, findest du hier Unterstützung und Informationen:

Unabhängige Patientenberatung: www.patientenberatung.de
Stiftung Gesundheitswissen: www.stiftung-gesundheitswissen.de
NAKOS: www.nakos.de
Freunde fürs Leben e. V.: frnd.de
Agentur für psychische Gesundheit: shitshow.de
Beratungsstellen der Diakonie, Caritas, AWO oder Sozialpsychiatrischer Dienste